Erfolgreiches Klopfen

für Selbstanwender

leicht gemacht

Elisabeth Eberhard

Verlag Harmony Balance Edition

Fehn am Bach

83734 Agatharied

www.Harmonybalance.de info@Harmonybalance.de

Inhaltsverzeichnis

Vorwort

Grüss Gott, herzlichen Dank für Dein Interesse an meinem Buch. Du bereitest mir eine große Freude, wenn ich Dich mit diesem Selbsthilfe-Buch ein Stück Deines Lebensweges begleiten darf.

Dank der Unterstützung von „Oben" und des Vertrauens von inzwischen mehreren Tausend von Hilfesuchenden im internationalen Raum durfte ich seit Mitte der 90-er Jahre Erfahrungen in der Anwendung aussergewöhnlicher Meridian-Energie-Verfahren (z.B. Facial Harmony Balancing) sammeln. Infolge der mannigfaltigen Experimente und Erkenntnisse aus der Behandlung vielfältiger Themen konnte ich herausfinden:

- worauf es ankommt, um selbst relativ schnell stressbedingte emotionale sowie körperliche Schmerzen auflösen zu können,

- wie die privaten oder beruflichen Ziele erfolgreicher erreicht werden können,

- was die eigene Ausstrahlung erhöht,

- wie man sich von einer beeinträchtigenden Energie verabschieden kann und vieles mehr ...

Die Begegnungen mit den Menschen aus Europa, Asien, Australien und Amerika und die Unterstützung dieser Menschen erfüllte und erfüllt mich mit Freude. Es ist mir ein Anliegen den Mitmenschen die Essenz meines erworbenen Wissens im alternativen Behandlungs- und energetischen Selbstheilungsbereich auf einfache, verständliche und liebevolle Weise zu vermitteln.

Vielleicht hast Du Dich schon befreit von einengenden, strikten Vorgaben, von komplizierten oder zeitaufwändigen Klopf-Techniken. Dann wirst Du die von mir - mit Hilfe von „Oben" und dank des Vertrauens Hilfesuchender - entwickelten Selbstbehandlungsverfahren wie die einfache EE-Klopfweise wertschätzen, bereitwillig aufnehmen und mit Freude praktizieren.

Du wirst sehr bald feststellen können, dass bereits mit sehr einfachen Mitteln erstaunliche Heilerfolge erzielbar sind. Heilung bedarf keiner komplizierten oder aufwändigen Klopf-Meridian-Energie-Technik (z.B. Klopf-Langform-Technik) und auch keinem Beklopfen bestimmter Akupunktur-Punkte oder Einhalten einer bestimmten Klopf-Meridian-Energie-Technik!

Mein Bestreben in diesem Taschenbuch ist, dass Du durch die Vermittlung des wesentlichen Klopf-Basiswissens zum erfolgreichen Klopf-Selbstanwender wirst und dabei herausfindest, bei welchem Klopf-Behandlungsablauf Du Dich am wohlsten fühlst. Ein weiteres Anliegen ist, dass Du Dich unabhängig machst von Vorgaben und Deine eigene Klopfweise kreierst, die einfach ist, genau zu Dir passt und die Dir Freude bereitet. Mit Einfachheit, Leichtigkeit und vor allem Freude am Klopfen wirst Du damit erfolgreicher. Je einfacher Deine Klopfweise ist, desto größer ist die Wahrscheinlichkeit, dass Du diese gerne im Alltag anwendest.

Freigeister tun sich beim Lesen dieser Lektüre leichter. Wenn Du offen bist und keine festgefahrenen Konzepte vertrittst, dann wird dieses Taschenbuch für Dich eine Bereicherung sein.

Meine Bitte an Dich: Schenke Dein Wissen, das Du in diesem Buch erhältst, Deinen Mitmenschen. Verlange bitte dafür kein Geld und unterstütze Hilfesuchende. Setze bitte ein Zeichen für eine bessere Welt.

Ich danke Dir für Deine Aufgeschlossenheit,

wünsche Dir viel Freude beim Lesen

und viel Spaß

beim Experimentieren mit dem Klopfen.

1. Wodurch wurde ich auf EFT-Klopf-Techniken aufmerksam?

Vor über drei Jahrzehnten machte ich die ersten Erfahrungen im Meridian-Bereich (z.B. Shiatsu, Akupunktur), weil ich bereits ab meinem 15. Lebensjahr an diversen stressbedingten emotionalen und körperlichen Beschwerden litt. Ärzte unterstützten mich vor über 35 Jahren zum Beispiel mit Autogenem Training und Progressiver Muskelentspannung. Auch wurde ich vor vielen Jahrzehnten mit Akupunktur behandelt. Mitte der 90-er Jahre erlernte ich hochwirksame Meridian-Energie-Behandlungsverfahren.

In 1999 machte mich mein Partner, Hans-Ulrich Schachtner (Diplom-Psychologe), auf die EFT-Klopf-Techniken aufmerksam, weil er wußte, dass ich mich seit Jahrzehnten alles was mit den Themen „Selbstheilung" und „Heilung" zusammenhängt sehr interessiere. Er wurde auf dem von ihm mitinitiierten „Intergalaktischen Kongress der provokativen Therapeuten" [1] auf das Klopfen aufmerksam durch Dr. Dave Lake und Steve Wells [2].

Mein Partner erzählte mir von der faszinierenden Wirkung des Klopfens, womit man emotionale oder körperliche Schmerzen lindern bzw. ganz auflösen könne. Er gab mir ein von ihm zusammengestelltes Informationsblatt zur EFT-Klopf-Langform-Technik. Innerlich sträubte sich etwas in mir gegen die Langform-Klopf-Technik. Auch sagte mir der Ablauf generell nicht zu. Ich empfand diese Technik umständlich und zu zeitaufwändig. Ebenso gefiel mir nicht, dass eine Auflösung emotionaler oder körperlicher Schmerzen mit einer TECHNIK bearbeitet werden sollte. Ich lehnte das Klopfen spontan ab und beschäftigte mich mehrere Monate lang nicht damit.

Eines Tages hatte ich starke Kopfschmerzen. Ich bin kein Befürworter von Tabletten, Spritzen oder Zäpfchen und hielt meine bohrenden Schmerzen eine Zeit lang aus. Ich wußte spontan nicht was ich tun könnte, um diese Schmerzen loszuwerden. Dann plötzlich erinnerte ich

---

[1] Mein Partner „taufte" humorvoll den „Kongress" so „großartig". Es war ein Treffen unter ein paar Gleichgesinnten.

[2] Die beiden australischen Kollegen, Dr. Dave Lake und Steve Wells, nahmen Ende der 90-er Jahre an Gary Craig's gehaltenen EFT-Kurs teil. Von Dave und Steve gibt es die Klopf-Bücher „Pocket Guide EFT: Emotionale Freiheit Techniken".

mich an das Blatt und schaute es kurz an. Ich hielt mich nicht an die Klopf-Langform-Technik oder an spezielle Vorgaben (z.b. an einem bestimmten Meridian-Punkt mit zwei Fingern 5-7x oder 7-10x klopfen), veränderte intuitiv den Ablauf so, dass er sich – entsprechend meiner inneren Stimme – gut anfühlte. Ich besann mich auf meine Kenntnisse aus dem Selbsthilfe-Bereich (z.B. Autogenes Training, Yoga, Chi Gong, Atemtechnik, Aikido uem.) und integrierte die Essenz meines in gut 40 Jahren erworbenen Wissens in meine Selbstbehandlungsweise. Ich kreiierte meine Klopfweise und behandelte damit meine Kopfschmerzen. Nach ca. 5 Minuten waren die Kopfschmerzen „verschwunden".

Nach diesem Ereignis beschäftigte ich mich intensiver mit dem Thema „Selbst-Beklopfen". Je tiefer ich in die Materie eindrang, desto faszinierter war ich von der schnellen Auflösung emotionaler oder körperlicher Schmerzen. Dies hatte zur Folge, dass ich Klopf-Techniken vielen Menschen aus dem internationalen Raum empfahl. Im Jahr 2001/2002 versandte ich zum Dank– sozusagen ehrenamtlich – ca. 9 Monate lang (täglich zwischen 5 und 8 Stunden) Emails an verschiedene Institutionen (z.B. Milton-Erickson-Gesellschaften, NLP-, Kinesiologie-, REIKI-Institute und andere Bildungseinrichtungen) sowie an Einzelpersonen (z.B. Trainer, Coaches, Therapeuten, Kinesiologen, REIKI-Vertreter etc.), um das Klopfen sehr vielen Menschen kostenlos weiter zu empfehlen.

Mein Partner und ich machten Klopf-Techniken bereits ab 2000 im internationalen Raum bekannt, veranstalteten 2001 und 2002 - in Zusammenarbeit mit Gary Craig, Dr. Dave Lake und Steve Wells - in München und Berlin die ersten Klopf-Seminare für Teilnehmer aus ganz Europa. Wie waren auch die Hauptinitiatoren für die erste Fachtagung in unserem Heimatort „Schliersee" für Klopf-Trainer aus Deutschland, Österreich und Schweiz. Es nahmen ca. 40 Personen teil. Im Anschluss entstand der EFT-Dachverband D/A/CH und einiges mehr.

Auch Du kannst Dich einsetzen für eine bessere Welt.

Es gibt sehr viele Möglichkeiten Dich zu engagieren.

Einige davon findest Du in der Aufklärungshomepage

www.Elisabeth-Eberhard.de

auf der Seite „Machst Du mit?"

2. Welche Beschwerden können durch Klopfen gelindert bzw. aufgelöst werden?

Emotionale Beschwerden:

- Belastende Stressgefühle
- Innere Unruhe
- Ängste
- Eifersucht
- Energielosigkeit
- Enttäuschung
- Verlangen nach Süssigkeiten/Zigaretten und vieles mehr

Körperliche Beschwerden:

- Unwohlsein (z.B. Übelkeit)
- Kopfschmerzen und Migräne
- Knieschmerzen
- Nackenverspannung und Nackenschmerzen
- Schulterverspannung und Schulterschmerzen
- Rückenschmerzen
- Geruchs-, Geschmacksverlust und vieles mehr

Anmerkung: Bedenke bitte, dass eventuelle Kopfschmerzen, Migräne, Nackenverspannung, Rückenschmerzen auch von Asthma, Vergiftungen oder Entzündungen oder einem zu hohen Blutdruck verursacht sein könnten. Laut wissenschaftlichen Erkenntnissen sind sich die meisten Menschen zum Beispiel ihres zu hohen Blutdrucks und den damit einhergehenden Begleiterscheinungen und Gefahren nicht bewußt!

3. Klopf-Methoden

In diesem Kapitel erfährst Du wie die Kurzform des Klopfens ablaufen kann. Für den Alltag und für die meisten Behandlungsthemen reicht grundsätzlich die Klopf-Kurzform vollkommen aus. Ausserdem bekommst Du zusätzliche Hilfestellungen, damit Du weißt, worauf es ankommt um als Selbstbehandler erfolgreich zu sein. Ich machte die Erfahrung, dass manche Anfänger oder ängstliche Hilfesuchende - sogar nach Besuch bestimmter Klopfkurse - meinten, sie müssten die Klopf-Technik X/Y anwenden, Akupunktur-Punkte exakt mit bestimmten zwei Fingern beklopfen usw. Wenn Du so denkst, dann brauchst Du eine Art „Geländer", an dem Du entlang gehst. Dann ist vermutlich die „exaktere" Klopftechnik eher für Dich geeignet (s.h. Abbildungen auf Seite 16-19).

Oder gehörst Du zu den Mutigen und Experimentierfreudigen? Dann kannst die Klopf-Kurzform nach Belieben kürzen (z.B. nur Anfang der Augenbraue bis Schlüsselbein oder nur Teile davon). Auch kannst Du Dir es noch einfacher machen, wenn Du die hochwirksame EE-Klopfweise praktizierst (s.h. Abbildung auf Seite 22).

Schritte der einfachen Klopf-Kurz-Methode

Bevor Du mit dem Klopfen anfangen bedarf es einer bestimmten Einstellung. Dadurch unterstützt Du entscheidend Deinen Selbstheilungsprozess. Du weißt: „Worauf Du Dich konzentrierst, das wächst!" oder „Worauf Du Dich konzentrieren, da fließt die Energie hin!". Zum Beginn der Klopf-Behandlung zählt die Bezeichnung und Bewertung des emotionalen oder körperlichen Schmerzes, sowie die Formulierung des sogenannten Aussöhnungssatzes.

---

1. Schmerzbezeichnung

2. Schmerzeinschätzung

3. Aussöhnungssatz

---

1. Schritt: Schmerzbezeichnung

Du beschreibst Deinen Schmerz und bezeichnest ihn so exakt wie möglich. Beschreib wo sich der körperliche Schmerz und welche Qualität dieser hat (Stelle, Qualität des Schmerzes z.B. „ziehender Schmerz am rechten Knie"). Gib beim emotionalen Problem ehrlich an was genau Dich quält und wie sich dies anfühlt (z.B. „bin eifersüchtig, weil…, und es fühlt sich an, als ob ich keine Luft mehr bekäme"). Je konkreter Du das emotionale oder körperliche Problem benennst desto besser. Du konzentrierst Dich dadurch intensiver auf Dein Behandlungsthema. Durch Deine Fokussierung schaffst Du die beste Voraussetzung für gezielte Heil-Energiezuführung.

2. Schritt: Schmerzeinschätzung

Du bewertest die Höhe Deines emotionalen oder körperlichen Schmerzwertes und gibst ihn zwischen „0" und „10" an. Der Wert „O" besagt, dass Du keinerlei Schmerzen hast und der Wert „10", dass Du den Schmerz gar nicht mehr aushalten kannst. Ein ungefähres Einschätzen reicht vollkommen aus. Es gibt manchmal Leidgeprüfte, die ihren Schmerz am liebsten mit 1000 angeben möchten. Auch das ist in Ordnung.

O = kein Problem, kein Schmerz

10 = Problem/Schmerz ist nicht mehr auszuhalten

---

3. Schritt: Aussöhnungssatz

Die Formulierung des Aussöhnungssatzes (Begriff von H.-Ulrich Schachtner) ist sehr wichtig, da zum einen das Problem ausgedrückt und als Teil von einem selbst bejaht wird. Zum anderen wird das Problems durch die in Worte ausgedrückte Selbstakzeptanz gelindert bzw. ganz aufgelöst. Alte weise Lehrer vor vielen Hundert Jahren sagten schon „Akzeptiere was ist. Erst dadurch kannst Du es verändern!"

In der Regel wird im ersten Teil des Aussöhnungssatzes (z.B. Auch wenn ich...Problem/Schmerz) das Problem genannt und im zweiten Teil die Selbstakzeptanz bzw. Selbstliebe ausgedrückt (... so akzeptiere ich mich vollkommen und ganz". Der Aussöhnungssatz könnte zum Beispiel lauten: **„Auch wenn ich Kopfschmerzen an meiner linken Schläfe habe, so akzeptiere ich mich vollkommen und ganz".**

Experimentiere einfach mit der Formulierung Deiner Aussöhnungssätze, drücke Deine emotionalen oder körperlichen Beschwerden so ehrlich wie möglich im Satz aus. Das ist das Entscheidende in der Auflösung dieser Blockaden. Die Formulierung, die Dir intuitiv einfällt, ist richtig. Und wenn Du der Meinung bist, dass Du noch nicht intuitiv genug bist, dann kannst Du sozusagen auf „Nummer Sicher" gehen und die Standardformulierung wählen: **„Auch wenn ich (Problem/Schmerz nennen) habe, so akzeptiere ich mich vollkommen und ganz."**

Das Einfachste für den Anfänger ist, wenn er den Aussöhnungssatz während der gesamten Klopf-Selbstbehandlung laut ausspricht. Die Erfahrung lehrte mir, dass einem dadurch die Konzentration auf das zu bearbeitende Problem leichter fällt.

4. Schritt: Abfolge der Klopf-Kurzform

Manche Klopf-Anwender beginnen mit dem Klopfen am so genannten „Handkanten-Punkt" (s.h. Seite 47, 4. Bild). Du kannst mit Deiner ganzen Hand die Handkante beklopfen. Das Beklopfen meiner Handkante sagte mir nicht zu, da sich diese Berührung für mich zu hart anfühlte (nicht nur für mich auch für viele Hilfesuchende).

Statt des Beklopfens des „Handkanten-Punktes" kannst Du am sogenannten „wunden" Punkt in Kreisform reiben. Er liegt ca. 10 cm unterhalb des linken Schlüsselbeins (über dem Herzen). Auch das Reiben an dieser Stelle war für mich nicht angenehm.

Während meiner Erforschungsreise im Meridian-Bereich stellte ich fest, dass man die Brust auch mit der ganzen Hand beklopfen kann (Abbildung s.h. 1. Foto auf Seite 22). Das Beklopfen eines exakten Punktes ist nicht nötig! Stimmig fühlte und fühlt es sich für mich und die Hilfesuchenden an, wenn man mit der rechten Hand die rechte Brust und mit der linken Hand die linke Brust beklopft.

Wenn Du feststellen solltest, dass Du lieber Deine Brust großflächig in Kreisform berührst, dann ist dies auch in Ordnung. Wenn Du mit zwei, drei, vier Fingern oder mit der ganzen Hand an Deiner Brust großflä-

---

Am Anfang der Augenbraue

Seitlich am Auge

Unter dem Auge

Unter der Nase

Unter dem Mund

Am Schlüsselbein

Unter dem Arm

---

chig kreist, dann brauchst Du Dir auch keine Gedanken machen, ob Du einen speziellen Meridian-Energie-Punkt genau triffst oder nicht. Ein erfahrener Klopfer wird erkennen, dass sein Erfolg unabhängig ist von einem exakten Treffen eines Punktes.

Anschliessend kannst Du feststellen, ob Dein **Problemwert gesunken** ist. Ist der Wert gefallen, dann könnest Du Deinen Aussöhnungssatz etwas verändern, indem Du zum Beispiel im Satz die Formulierung „**... ein wenig**" oder „**... einen Rest von...**" wählst. Deiner Kreativität sind keine Grenzen gesetzt. Experimentiere und erkenne immer mehr worauf es beim Klopfen wirklich ankommt.

Im Anfängerstadium ist es erfahrungsgemäss sinnvoll, wenn der Anwender bei jedem „Punkt" seinen Aussöhnungssatz dreimal laut ausspricht. Am Ende seiner Klopf-Behandlung ist das dreimalige tiefe Ein- und Ausatmen sehr förderlich für eine erfolgreiche Selbstbehandlung. Hilfesuchende teilten mir mit, dass sie ihren emotionalen oder körperlichen Schmerz so richtig loslassen konnten nachdem sie dreimal tief ein- und ausgeatmet hatten.

Bilder für die Klopf-Kurzform

Am Anfang der Augenbraue

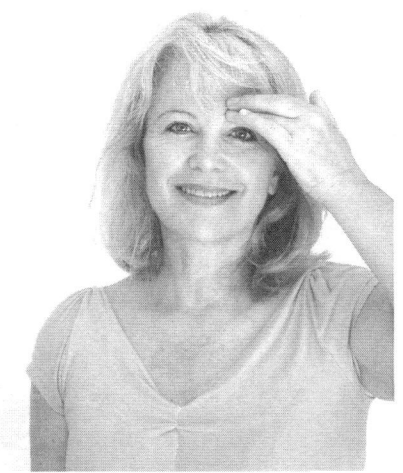

Seitlich am Auge

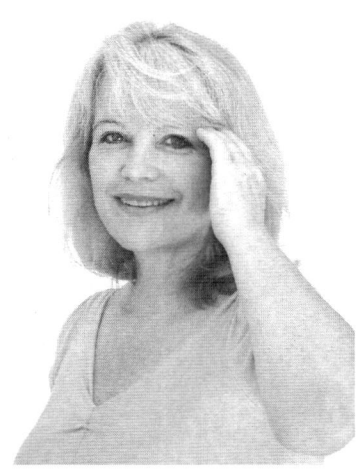

Unter dem Auge

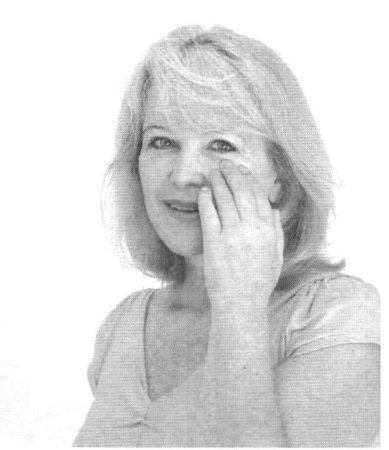

Unter der Nase

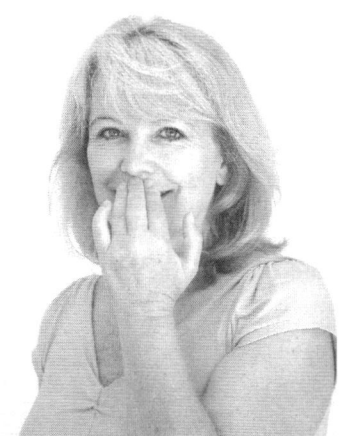

Unter dem Mund

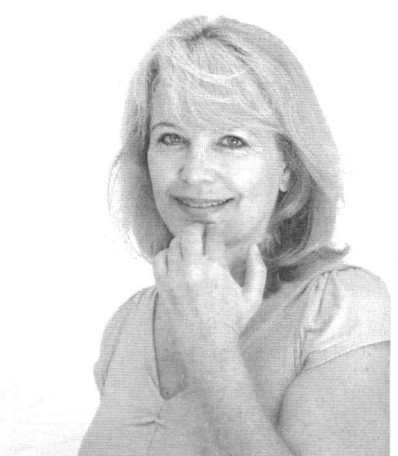

Am Schlüsselbein

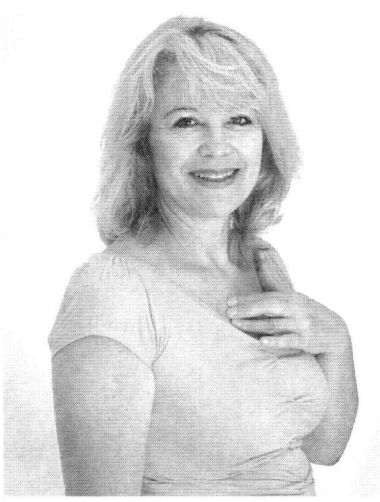

Unter dem Arm

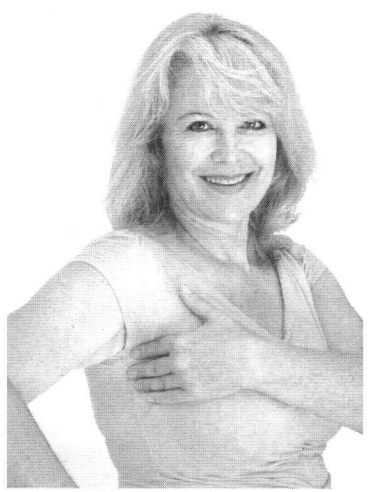

Versuche wie ein Kind zu sein, das offen für

Neues ist, Freude am Dazulernen und

Spass am Ausprobieren hat.

Wie wird die sehr einfache EE-Klopfweise durchgeführt?

Wenn Du offen bist, keine „vorgeschriebenen" Klopf-Techniken brauchst, dann könnte die von mir entwickelte, unkomplizierte, sehr einfache, sehr schnell durchführbare und höchst wirksame EE-Klopf-Weise was für Dich sein.

Zu Beginn Deiner Selbstbehandlung kannst Du mit beiden Händen (oder mit einer Hand) Deinen Brustbereich beklopfen und sprichst dreimal den von Dir kreiierten Aussöhnungssatz (am besten laut).

Nehmen wir an, dass Du Nackenschmerzen hast, dann könntest Du zum Beispiel sagen: **„Auch wenn ich ziehende Schmerzen im linken Nackenbereich habe, so akzeptiere ich mich voll und ganz."**

Dann beklopfst Du mit Deinen beiden Händen (oder einer Hand) Deine Stirn und sagst dreimal (oder einmal) den Aussöhnungssatz. Dann beklopfst Du Deine beiden Wangen und sagst dreimal (oder einmal) den Aussöhnungssatz.

Abschliessend beklopfst Du wiederum Deine Brust. Nach dieser EE-Klopf-Selbstbehandlung kannst Du dreimal tief ein- und ausatmen und nachspüren wie sich Dein Körper anfühlt.

Anmerkung: Das verstärkte Wiederholen des Aussöhnungssatzes hat sich bewährt um sich erfolgreich selbst zu behandeln. In manchen Klopf-Büchern oder Kursen wird geäussert, dass man nur am Anfang den Satz sprechen soll und danach nur die abgekürzte Version wie z.B. „meine Nackenschmerzen", „mein Ärger" etc. Sensitive Hilfesuchende spüren intuitiv, dass diese Abkürzungen sich nicht gut anfühlen. Bei manchen Hilfesuchenden kann die verkürzte Form des Satzes sogar verstärkend.

Auch ist erfahrungsgemäß das gleichzeitige Klopfen auf beiden Körperseiten für Hilfesuchende i.d.R. stimmiger. Insbesondere dann, wenn Du zum Beispiel heftigere emotionale Beschwerden (z.B. Ärger, Wut, Zorn, Groll etc.) bearbeiten möchtest.

> **Viel Freude beim Experimentieren und beim Herausfinden Deiner stimmigen Klopfweise.**

Bilder zur EE-Klopfweise

Beklopfen der Brust auf beiden Seiten mit beiden Händen

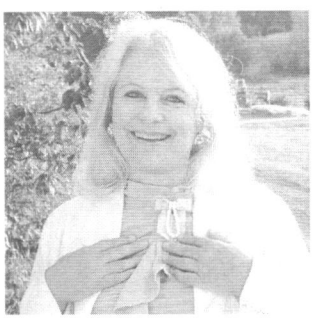

Beklopfen der Stirn auf beiden Seiten mit beiden Händen

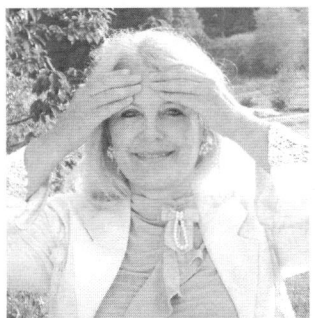

Beklopfen der Wangen auf beiden Seiten mit beiden Händen

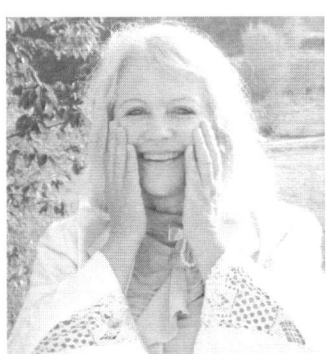

EE-Klopf-Ablauf auf einen Blick:

1. Beschreibe Dein Problem in einem Satz

Beispiel: Ich habe jetzt starke Schmerzen an meinem linken Knie.

2. Bewerte die Intensität Deines Problems

Beispiel: Meine Knieschmerzen bewerte ich mit „7".

3. Formuliere Deinen stimmigen Aussöhnungssatz

Beispiel: **„Auch wenn ich starke Schmerzen an meinem linken Knie habe, so akzeptiere ich mich voll und ganz."**

4. Behandle Dich mit Klopfen

Beispiel: Beklopfe Deine rechte Brust mit Deiner rechten Hand und zur gleichen Zeit Deine linke Brust mit Deiner linken Hand und sprich währenddessen dreimal laut Deinen Aussöhnungssatz.

Dann beklopfe Deine rechte Stirn- und Deine linke Stirnseite, dann Deine Wange und zum Schluss wieder Deine Brust.

5. Atme dreimal tief ein und aus

Erfahrungsgemäss ist die tiefe Ein- und Ausatmung wirkungsvoller, wenn Du Deine Augen dabei schliesst.

5. Bewerte erneut die Intensität Deines Problems

Beispiel: Meine Knieschmerzen bewerte ich jetzt mit „3".

6. Klopfe bis zum Wert „0"

Mache noch eine Klopfrunde oder so viele bis Du ganz von Deinen Knieschmerzen befreit bist, wenn Du möchtest. Du kannst Deinen Aussöhnungssatz etwas verändern, wenn der Wert gesunken ist. Beispiel: **„Auch wenn ich noch ein wenig Knieschmerzen habe, so ...."**

Viel Freude und Erfolg mit dem Klopfen.

4. Wie werde ich ein erfolgreicher Klopf-Selbstanwender?

Je konkreter desto besser!

Es ist sehr wichtig und wesentlich für eine erfolgreiche Selbstbehandlung einen konkreten Teil Deines Problem-Themas zu wählen. Nimm so konkret wie möglich Bezug auf Dein Behandlungsthema. Anfänger im Klopf-Bereich sind häufig deshalb weniger erfolgreich, weil sie zu allgemein bleiben oder die Schmerzstelle nicht genau angeben oder das emotionale Problem im Aussöhnungssatz nicht laut aussprechen!

Wenn es sich zum Beispiel um einen körperlichen Schmerz handelt, dann ist man aus meiner Erfahrung wesentlich erfolgreicher, wenn man die Stelle, an welcher der Schmerz sitzt, mit eigenen Worten so genau wie möglich benennt (z.B. Kopfschmerzen an meiner rechten Schläfe, Schmerzen an meinem linken Knie). Auch ist es bedeutsam im so genannten Aussöhnungssatz die Qualität des Schmerzes (z.B. stechender Schmerz, pochender Schmerz, ziehender Schmerz etc.) zum Ausdruck zu bringen.

Geht es um die Bearbeitung emotionaler Beschwerden, dann hängt der Erfolg einer Klopf-Behandlung maßgeblich von der Ehrlichkeit sich selbst gegenüber ab. Je ehrlicher, genauer und direkter der Klopf-Selbstanwender die belastenden Gefühle in seinem Aussöhnungssatz benennt, desto schneller wird er zum Kernproblem gelangen und desto tief gehender wird der Aussöhnungsprozess ablaufen.

Je ehrlicher Du zu Dir selbst sind,

desto früher erkennst Du Deine Kernproblematik

und desto konkreter und somit treffender kannst Du

Deinen Aussöhnungssatz formulieren.

Du wirst als Klopf-Selbstanwender erfolgreicher sein.

Aufmerksamkeit gegenüber neu auftretenden Aspekten!

Während des Klopfens kann es passieren, dass plötzliche Gedanken, Bilder und neue Aspekte auftauchen. Das ist kein Grund zur Sorge, sondern eine Bereicherung.

Es ist nicht verwunderlich, dass während eines Aussöhnungsprozesses weitere Themen zur Bearbeitung anstehen. Wusstest Du, dass die meisten emotionalen und körperlichen Beschwerden bedingt werden durch lieblose Kommunikation? Es können während Deiner Selbstbehandlung z.B. Bilder zu belastenden Kommunikationssituationen auftreten usw.

Stell Dir bitte folgendes Bild vor: Du wurdest bis zum heutigen Zeitpunkt in verschiedenen Situationen seelisch verletzt. Das Lösen tiefsitzender Problems ist (bildlich gesprochen) gleichzusetzen mit dem Schälen einer Zwiebel. Nachdem Du ein Problemthema – eine Schicht – gelöst hast, kommt die nächst darunter liegende zum Vorschein. Dieser Aussöhnungsprozess dauert so lange, bis Du zur letzten Schicht, bis zum „Kernproblem" gelangst und dieses erfolgreich behandelt hast.

Anmerkung: Manche Anfänger meinen vor ihrer Klopf-Behandlung, dass es sich bei ihrem Problem nur um einen oder zwei Aspekt(e) handelt. Dann stellen sie zu ihrer Überraschung fest, dass sich hinter dem scheinbar harmlosen Problem eine schier überwältigende Problem-"Lawine" verbirgt.

Es ist nicht selten, dass Selbstbehandler sich zu Recht überfordert fühlen gravierende Probleme (z.B. Folgen einer Vergewaltigung, Mobbingfolgen etc.) durch Klopfen eigenständig kompetent zu bearbeiten. In solchen Fällen ist es - auch aus Kostengründen - meiner Meinung nach sinnvoller sich von einem vertrauenswürdigen und professionellen Therapeuten liebevoll begleiten zu lassen. Vorsorglich der Hinweis: In Deutschland ist der Begriff „Therapeut" nicht geschützt, d.h. jeder kann sich so nennen! Adressen von qualifizierten Trauma-Therapeuten finden Du zum Beispiel in www.emotionsfokussierte-therapie.de.

Hinter scheinbar harmlosen Behandlungsthemen können sich vielschichtige Problemthemen verbergen.

Bevorzugte Punkte bejahen!

Dr. Callahan – der ursprüngliche Entwickler der meridianbasierenden Klopftechniken – war überrascht, dass zum Beispiel das Beklopfen nur eines einzigen Punktes unter dem Auge ausreichte um von einer jahrelangen Wasserphobie befreit zu sein. Dr. Callahan erforschte daraufhin intensiv die Wirkungsweise des Klopfens und konzentrierte sich zunächst auf einzelne Meridian-Energie-Punkte. Dank Dr. Callahan wissen wir auch, dass manchmal nur ein Punkt oder ganz wenige stimuliert zu werden brauchen um überraschende Erfolge durch Klopfen zu erzielen.

Heilungserfolge gibt es auch, indem Du Dir im Geiste vorstellt, dass Du Dich durch Klopfen behandeln würdest. Du könntest Dich auf Deine eigene „Forscherreise" begeben und „Wunder" erleben.

Meine Entdeckungsreise ergab, dass der Anwender sehr wohl intuitiv spürt, welche Punkte ihm gut tun. Da kann es auch vorkommen, dass derjenige bei einem Punkt länger klopfen will als bei einem anderen oder er „vergisst" einen bestimmten Punkt zu beklopfen. Alles ist möglich und auch richtig, so wie es ist!

Anmerkung: In manchen Klopf-Büchern oder Klopf-Kursen wird vermittelt, dass man bei einem Klopf-Punkt ca. 7-10 x zu klopfen habe. Und dann womöglich sollte man noch beim Gefühl bleiben – wie soll das denn gehen?! Du brauchst Dich an solche Anweisungen keineswegs zu halten. Du spürst am besten wie lange Du klopfen willst oder nicht.

Im übrigen gibt es auch Heilung ganz ohne Klopfen! Dies bewiesen bereits Jesus, Bruno Gröning und viele andere begnadete Helfer! Wusstest Du, dass seit Jahrzehnten auch medizinische Belege für Gröning's Heilung vorliegen?

> **Offenheit, Intuition,**
> **Ausdauer, Ausdauer und nochmals Ausdauer**
> **sind von Erfolg gekrönt!**
> **Das gilt auch für die Selbstbehandlung durch Klopfen.**

Ausdauer, Ausdauer und nochmals Ausdauer!

Beim Hauskauf heisst es, dass drei Punkte sehr wichtig sind: Lage, Lage und nochmals die Lage. Beim Klopfen ist es Ausdauer, Ausdauer und abermals die Ausdauer. Dies gilt insbesondere, wenn es sich um „zähe" Behandlungsthemen handelt. Emotionale oder körperliche Schmerzen, die einen zum Beispiel schon seit vielen Jahren (oder vielleicht schon Jahrzehnte lang) plagen und die trotz ärztlicher Therapiemaßnahmen nicht zum Erliegen kommen.

Wenn jemand zum Beispiel an chronischen Rückenschmerzen leidet oder gar schon mehrere Rückenoperationen hinter sich hat, oder an Bluthochdruck, Asthma, Fibromyalgie (Schmerzen am ganzen Körper), Parkinson, Lupus oder Diabetes leidet, dann kann es sein, dass man trotz Klopf-Anwendung keine Beschwerdefreiheit verzeichnen kann. Es kann gut sein, dass sich derjenige praktisch lebenslang beklopft und trotzdem nie schmerzfrei wird. Dafür gibt es verschiedene Gründe (z.B. sekundärer Krankheitsgewinn, Medikamentenabhängigkeit, Vergiftungen oder chronische Entzündungen im Körper). **Klopfen ist eben nicht alles!**

Das Klopfen ist kein Allheilmittel, auch wenn es manchmal so dargestellt wird! Wenn es sich um chronische Leiden oder um komplexe lebenskritische Themen handelt, dann braucht der Hilfesuchende mehr als nur eine KLOPF-TECHNIK! An dieser Stelle sei erwähnt, dass manche Klopf-Autoren, -Kursleiter und Therapeuten das Klopfen und manche Energiearbeiter das Klopfen über-schätzen, unqualifizierte Versprechungen abgeben und letztlich so manchen Hilfesuchenden enttäuschen.

Anmerkung: Ausdauer, Hingabe, Demut, Selbstliebe und Gottverbundenheit ist nach meiner Erfahrung der Pfad zur Erleichterung chronischer Leiden. Mit Gottes Hilfe können Wunder geschehen. Diese Erfahrung durfte ich oft schon bei Hilfesuchenden machen. Eines Tages kann ein „Wunder" geschehen. Ein Beispiel aus dem Jahr 2004: Einer meiner Hilfesuchenden litt unter mehrjährigem Geschmacks- und Geruchsverlust. Er fragte mich, wie er sich von diesem Leiden durch Klopfen befreien könne. Nach mehrmals täglicher Selbstbehandlung konnte er nach neun Monaten besser riechen und schmecken als jemals zuvor in seinem Leben.

Es kann allerdings auch vorkommen, dass nur durch eine einmalige Selbstbehandlung der Schmerzgeplagte für immer von seinen Schmerzen befreit ist. Ich durfte miterleben, dass ein Hilfesuchender durch eine

25 minütige Anwendung der spirituell orientierten Heilweise ELI seine langjährigen Rückenschmerzen nicht mehr hatte. Er (ein Heilpraktiker) litt seit über 20 Jahren an chronischen Rückenschmerzen (s.h. Buch „Frei von Rückenschmerzen durch heilsames EE-Klopfen und ELI-Streicheln", Leseprobe in www.Amazon.de). Du siehst: Es ist vieles möglich.

> **Mit Dankbarkeit, Freude und Experimentierfreudigkeit entwickelst Du die für Dich stimmige Klopfweise.**

Klopfen kreativ anwenden!

Ich habe während meiner Klopf-Experimentierreise viele Klopf-Anwender kennengelernt, die aufwändige oder komplizierte Klopf-Techniken wie z.B. die Klopf-Langform-Technik langweilig empfinden. Du kannst meiner Meinung nach mehr Spass am „Dich-selbst-Beklopfen" haben, wenn Du das Klopfen kreativer gestaltest, Deine für Dich passende Klopfweise kreierst und somit in Deiner eigenen Energie bleibst und dies mit Deinem Namen bestätigst (z.B. die Klopfweise von Eva Müller heißt dann einfach EM-Klopfen). Du kannst Dich an einer einzigen Stelle oder mehreren Stellen beklopfen (z.B. nur an der Brust oder nur an derStirn, Wange und Brust oder...).

Du weißt inzwischen: Du brauchst Dich nicht an exakte Vorgaben zu halten, nicht bestimmte Meridian-Energie-Punkte in einer bestimmten Weise so und so lange beklopfen. Auch ist es unwichtig, dass Du zur Einstimmung Deine Beine und Arme in einer bestimmten Weise überkreuzt so wie dies in manchen Klopf-Büchern bzw. Klopf-Kursen gefordert wird (oder gefordert wurde). Besonders sensitive Menschen spüren ohnehin, dass sich das Überkreuzen nicht gut anfühlt.

Du kannst das Klopfen im Sitzen, Stehen, Liegen, Hüpfen, Tanzen, beim Spazierengehen, während der Geschäftssitzung (z.B. unter dem Tisch nur an den Fingern klopfen) oder während des Autofahrens anwenden (z.B. eine Handkante an das Lenkrad schlagen oder sich mit zwei oder drei Fingern nur an einer Stelle beklopfen). Es ist alles erlaubt. Hauptsache Du hast Spass dabei!

Wenn Du magst, dann könntest Du auch auf humorvolle und herausfordernde Weise Deine belastenden Themen „beklopfen". Dies macht meiner Erfahrung gemäss sehr viel Sinn z.B. bei „hartnäckigen" Problemen wie z.B. emotionale Belastungen in der Partnerschaft, bei der Bearbeitung des Übergewichts oder bei der Behandlung der Rauchsucht.

Du weißt: Humor ist die beste Medizin! Das „Problem" nicht mehr so ernst nehmen, zu sich stehen und über sich lachen können, sind Zeichen einer gelungenen Klopf-Anwendung mit ProSt (ProSt = Provokativer Stil, Begriff für diesen Kommunikations-Stil kreiierte Hans-Ulrich Schachtner in den 80er Jahren). Interessiert Dich ProSt? Wenn ja, dann könnte z.B. das Buch „Das wäre doch gelacht! Humor und Herausforderung in der Therapie" oder das Buch „Provokative Therapie" was für Dich sein oder das Buch „Die Humor-Strategie. Auf verblüffende Art Konflikte lösen".

Auch im ProSt-Bereich gilt: Experimentiere mit diesem KommunikationsStil in Kombination mit Klopfen bei Dir selbst und mach Deine eigenen Erfahrungen damit. Nehmen wir an, Du würdest unter Übergewicht leiden. Dann könntest Du auf humorvolle und herausfordernde Weise Deine Klopfbehandlung durchführen, indem Du z.B. Dich geistig vor einem Spiegel unbekleidet siehst und mit Dir ein Selbstgespräch führst. Du stellst Fragen und beantwortest diese auf lustige Weise. Die Fragen könnten sein: Wie sehe Du aus? Was für eine Farbe hat meine Haut? Was für ein Geräusch mache ich? Eine Hilfesuchende beantwortete die Fragen so: „Ich bin ein rosafarbenes Schweinchen, das ‚grunz, grunz' macht". Das war ihr Aussöhnungssatz, den sie während des Klopfens sagte. Sie musste herzhaft lachen und ganz plötzlich war ihr ursprünglicher Problemwert von „10" auf „O" gesunken. Ihr Lachen drückte aus, dass sie sich und ihr Problem nicht mehr ernst nahm und sich im „Hier-und-Jetzt"-Zustand akzeptierte. Das ist die beste Voraussetzung dafür, dass eine Veränderung eintreten kann sofern sie wirklich will.

Es kam vor, dass Menschen, die täglich längere Meditationen praktizieren, mein Wissen zur Selbstheilung erfahren wollten. Für sie war es sehr wichtig, dass sie – ohne laut sprechen zu müssen – mit geschlossenen Augen die Selbst-Behandlung im Liegen mental vollziehen konnten. Sie waren trotzdem erfolgreich.

> **Du kannst Deine Selbstheilungskräfte**
>
> **auch mental aktivieren.**

Anmerkung: Meiner Erfahrung nach ist es sinnvoll, spirituell orientierte Menschen mit einer intensiven Verbindung zum Göttlichen nicht mit einer bestimmten KLOPF-TECHNIK zu begleiten. Ein Mitmensch, der beispielsweise seinen buddhistischen Glauben pflegt, braucht eine sehr behutsame und sanfte Begleitung. Das Klopfen ist auch fehl am Platze bei Hilfesuchenden, die z.B. durch Schläge „erzogen" wurden.

Vielleicht geht es Dir ähnlich wie so manchem sensitiven Mitmenschen. Vielleicht wünscht Du Dir auch weniger eine Technik und bevorzugst lieber eine unabhängige, kreative, sanfte und liebevolle Behandlungsweise. Dank der Hilfe von „Oben" und dank des Vertrauens Hilfesuchender entstand die zarte und liebevoll durchgeführte ELI-Streichelweise (Abfolge analog den Abbildungen auf Seite 22).

Ich durfte folgende Erfahrung machen: Je experimentierfreudiger, je einfallsreicher, je freudiger ein Hilfesuchender die für ihn stimmige Kopfweise anwendet, desto mehr lernt derjenige im Klopfbereich (und auch im mentalen Bereich) dazu und wird im Laufe der Zeit ein erfolgreicher Klopf-Selbstanwender.

„Experimentieren macht den Meister!"

Erfolg der Selbstbehandlung überprüfen!

Du kannst den Erfolg Deiner Selbstbehandlung vermutlich bewusster einschätzen, indem Du vor und nach Abschluss der Klopf-Sequenz Deinen Schmerz- bzw. Problemwert auf einer Skala zwischen „0" und „10" angibst. Der Wert „10" bedeutet, dass das Problem sehr groß ist und der Wert „0", dass Du keine Schmerzen mehr hast.

Die Einschätzung des Schmerzwertes macht Sinn, da Du zum einen Deinen eigenen Fortschritt besser erkennen kannst und zum anderen das Ergebnis für Dich eine Art „Orientierungshilfe" darstellt. Wenn der Wert fällt, dann weißt Du, dass Du auf dem richtigen Weg bist.

Manchmal kann es sogar vorkommen, dass der Wert steigt oder der Schmerz auf einmal an einer anderen Körperstelle spürbar wird (anfangs z.B. im Schulterbereich, dann am Knie) oder eine ganz andere Qualität bekommt (z.B. anfangs ein pochender Schmerz, dann ein ziehender Schmerz). Dann experimentiere mit dem Klopfen und bearbeite den „neuen" Punkt und verändere Deinen Aussöhnungssatz.

Bleibt der Wert stehen oder steigt er sogar und kannst Du nach Deinen Klopf-Behandlungen keine Verbesserungen feststellen, dann könnte dies darauf hinweisen, dass Du Dein Problem zu global im Aussöhnungssatz benannt hast. Im Laufe der Zeit wirst Du geübter im Herausfinden der Hauptthemen und kannst diese dann in Deinem Tempo bearbeiten.

> **Nach jedem Klopf-Durchgang kannst Du die Stärke des Problems bzw. des Schmerzes einschätzen und somit Deinen eigenen Behandlungserfolg überprüfen.**

Erkenntnisgewinnung: „Alles ist mit allem verbunden!"

Alles ist mit allem verbunden: Unser Körper mit unserer Psyche, unsere Psyche mit unseren Emotionen, unsere Emotionen mit unseren Gedanken und so fort. Du hast in Deinem Leben schöne Erlebnisse und weniger schöne gehabt. Du bist vielleicht im Kindergarten gehänselt oder in der Schule ausgelacht worden. Manche unter uns sind sehr schwer seelisch verletzt worden und haben regelrecht Horrorszenarien in ihrem Gedächtnis gespeichert. Eines haben wir alle gemeinsam: Wir sind alle irgendwann seelisch verletzt worden.

Ich erlebte sehr häufig auch in meinen Klopf-Erlebnisvorträgen oder anderen Veranstaltungen wie schnell nicht nur ein spezielles Problem bzw. ein spezifischer Schmerz behandelt werden kann, sondern auch wie schnell die damit zusammenhängenden Problem-Themen offenkundig werden. Wenn ein Thema bearbeitet wurde, trat oftmals der Effekt ein, dass zugleich die damit zusammenhängenden Themen mitbearbeitet werden.

Hierzu folgendes Praxisbeispiel: Eine professionelle Sängerin im Alter von ca. 40 Jahren, sang in ihrem Leben sehr gerne und traute sich seit geraumer Zeit das Singen nicht mehr zu. Sie hatte zudem ein ausgeprägtes Verlangen nach Süssigkeiten entwickelt, was auch bereits körperlich zum Ausdruck kam. Sie war sowohl unglücklich über ihr hohes Körpergewicht als auch unglücklich darüber, dass sie keine Courage mehr hatte zu singen. Sie bat mich um Unterstützung. Nach ca. 10 Minuten Klopfen hatte sie kein Verlangen nach Süssigkeiten mehr (zu Beginn des Klopfens lag der Wert bei „10"). Das Erstaunliche geschah: Ihr Wunsch war es, dass wir mit ihr zusammen ein Lied singen, was wir auch taten.

Ein anderes Beispiel aus der Praxis: Eine Hilfesuchende hatte Angst vor Spinnen und Insekten. In der Regel können Phobien relativ leicht und schnell „weggeklopft" werden. Dies gilt z.B. bei monokausalen Ängsten und Phobien. Die Auflösung der Angst mit EE-Klopfen dauerte in diesem Fall nur ca. 15 Minuten. Die Wirkung dieser Behandlung war für uns (und für die Zuschauer) überwältigend, da die Klopf-Anwenderin nicht nur ihre Ängste gegenüber Spinnen, sondern auch gegenüber anderen Arten von Insekten verloren hatte.

Und noch überraschender war für uns alle, dass nach dieser Klopf-Behandlung auch alle wir uns innerlich entspannter und freier fühlten. Und manche fühlten sich sogar von ihren eigenen Ängsten befreit, die sie selbst – während der demonstrierten Klopf-Behandlung – mit bearbeitet hatten.

In uns und um uns ist alles miteinander verbunden.

Wenn wir ein Behandlungsthema durch Klopfen bearbeiten

und Dritte uns dabei zusehen, so hat dies

auch Auswirkung auf den Zuschauer und auf unsere Umwelt!

Eigene Erfahrungen mit dem Klopfen machen

Nichts überzeugt mehr und nachhaltiger als die eigene erfolgreiche Auflösung körperlicher Schmerzen oder emotionaler Beschwerden. In meinen diversen Präsentationen führten inzwischen Tausende von Klopf-Interessenten die Übung „Kopfdrehung mit EE-Klopfen" bzw. „Nach vorne beugen" durch. Die Erfolgsrate lag im Durchschnitt zwischen 90% und 95%. Vielleicht hast Du jetzt Zeit und Lust zum Mitmachen und gehörst zu den „Glückspilzen", die ebenfalls eine hohe Erfolgsrate erzielen. Erwarte nichts, lasse Dich einfach überraschen.

Die Hilfesuchenden (und auch ich) sind immer wieder aufs Neue überrascht, wenn Klopfanwender zum Beispiel nach nur ca. 10-15 Minuten (nur 3 bzw. 4 EE-Klopfrunden!) überhaupt kein Verlangen oder nur noch ein bisschen Verlangen nach Süssigkeiten oder Zigaretten haben. Für mich als Vermittlerin ist die faszinierend schnelle Wirkung auch immer wieder wie ein Wunder und ein Gottes Geschenk wofür wir dankbar sein sollten.

5. Klopf-Experimente

Ich lade Dich zu einem kleinen Experiment ein, wenn Du zuhause in einem ruhigen und wohltuenden Raum bist. Du kannst Du Deine ersten persönlichen Erfahrungen mit dem Klopfen machen wollen. Du können die Klopf-Kurzformbehandlung durchführen. Und vielleicht sind Du unvoreingenommen und stehen positiv dem ELI-Klopfweise gegenüberstehen. Ich wünsche Ihnen viel Vergnügen beim Ausprobieren. Nun kann's losgehen - viel Spaß!

> **Lass Dich überraschen und erwarte nichts.**

Erstes Klopf-Experiment: Kopfdrehung

Setze Dich bitte gerade auf einen Stuhl. Drehe nun Deinen Kopf (Oberkörper nicht drehen) so weit wie möglich nach rechts und dann nach links. Aber bitte nur soweit wie es für Dich noch angenehm ist, also kein Leistungswettbewerb! Achte darauf, wie weit Dein Gesichtsfeld reicht (links wie rechts), damit Du nach dem Beklopfen einen kleinen Test machen kannst.

Spreche bitte während Deiner Klopf-Anwendung den **Aussöhnungssssatz "Auch wenn ich meinen Kopf nur eingeschränkt nach links und rechts drehen kann, so akzeptiere ich mich vollkommen und ganz"** oder „... so akzeptiere ich mich so wie ich bin".

Beklopfe zuerst mit Deiner Hand Deinen Brustbereich. Wenn Du möchtest, dann kannst Du Deinen Brustbereich gleichzeitig mit beiden Händen beklopfen. Spreche währenddessen dreimal den für Dich stimmigen Aussöhnungssatz.

Beklopfe nun mit zwei, drei oder vier Fingern (oder mit der ganzen Hand) Deine Stirn. Du kannst auch gleichzeitig mit beiden Händen Deine beiden Stirnhälften beklopfen. Spreche einmal oder dreimal den Aussöhnungssatz.

Beklopfe mit zwei, drei, vier Fingern oder mit der ganzen Hand Deine Wange. Du kannst auch gleichzeitig mit beiden Händen Deine beiden Wangen beklopfen. Spreche einmal oder dreimal den Aussöhnungssatz.

Beklopfe mit Deinen zwei, drei, vier Fingern oder mit der ganzen Hand den Bereich zwischen Nase und Kinn. Spreche einmal oder dreimal den Aussöhnungssatz. Wenn Du EE-Klopfen anwendest, dann kannst Du diesen Bereich überspringen und gleich mit dem Beklopfen Deiner Brust weitermachen.

Beklopfe nun mit zwei, drei, vier Fingern oder mit der ganzen Hand Deinen Brustbereich. Spreche zum Abschluss des Klopfens dreimal den Aussöhnungssatz.

Lege nun bitte Deine Hände auf Deine Oberschenkel (Handinnenfläche nach oben gerichtet, wenn dies für Dich stimmig ist[3]). Schliesse Deine Augen (wenn dies für Du angenehm ist) und atme dreimal tief ein und aus. Komm langsam ins „Hier und Jetzt" und öffne Deine Augen in Deinem Tempo. Mache bitte jetzt den Test: Dreh Deinen Kopf nach rechts und links. Kannst Du Deinen Kopf rechts oder links ein bisschen weiter drehen oder sogar auf beiden Seiten? Die Erfahrung lehrt, dass nur wenige Hilfesuchende bei dieser Übung keine Veränderung wahrnehmen.

Vielleicht siehst Du sogar auf einer Seite erheblich weiter als vor Beginn der Klopf-Behandlung. In seltenen Fällen kann es vorkommen, dass der Klopf-Anwender weder auf der einen noch auf der anderen Seite mehr sehen kann. Dies ist zwar eine Ausnahme, doch unter bestimmten Gegebenheiten möglich.

Zweites Klopf-Experiment: Nach vorne beugen

---

[3] Manche in der „Heiler-" und „Therapeuten-Szene" behaupten, dass es falsch wäre die Handinnenflächen nach Oben zu richten. Für mich und Hilfesuchende ist eine Energiezufuhr spürbar, wenn wir im meditativen Zustand unsere Handinnenflächen nach „Oben" richten. Experimentiere und mache Deine eigenen Erfahrungen.

Du bist herzlich eingeladen auch den zweiten Versuch zu wagen, vorausgesetzt Du fühlst Dich bei dieser „gymnastischen" Übung wohl. Diese Übung ist kein Sportwettbewerb! Mache diese Übung nur soweit, wie es sich für Du gut anfühlt. Du solltest keine Schmerzen dabei spüren. Wenn Du Probleme mit Deinem Rücken oder Knien hast oder Dich irgendwie nicht gut fühlst bei dieser Übung, dann verzichte einfach auf dieses zweite Klopf-Experiment.

Stell Dich mit durchgedrückten Beinen hin und beuge Dich nach vorne zum Boden hin. Schaue wie weit Du mit Deinen Händen vom Boden entfernt bist. Die meisten Menschen können mit ihren Fingerspitzen den Boden nicht erreichen. Erfahrungsgemäss können relativ wenige mit der ganzen Handfläche den Boden berühren.

Ganz gleich wie weit Du kommst, alles ist in Ordnung, so wie es ist. Solltest Du sehr beweglich sein und bereits zu Beginn mit beiden Handflächen den Boden berühren können, dann müsste dieses Experiment etwas umgewandelt werden. Sollte dies der Fall sein, dann versuche Deine Arme abzuwinkeln (ca. 90 Grad) und achte beim Runterbücken wie groß der Abstand der Ellenbogen zum Fußboden ist. Dann kannst Du mit der Klopf-Behandlung wie gehabt starten.

Der **Aussöhnungssatz** könnte lauten: **„Auch wenn ich mit meinen Händen den Boden nicht ganz erreichen kann, so akzeptiere ich mich voll und ganz"**. Wenn Du diesen Satz so nicht aussprechen möchtest, dann könntest Du auch sagen **„... so akzeptiere ich mich"** oder **„... so akzeptiere ich dies"**.

Wenn Du Deine **Ellenbogen abgewinkelt** hast, dann könnte der Aussöhnungssatz lauten: **„Auch wenn ich mit meinen Ellenbogen den Boden nicht ganz erreichen kann, so akzeptiere ich mich vollkommen und ganz"**.

Hast Du auch dieses zweite Klopf-Experiment ausprobiert? Hattest Du Erfolg? Hast Du Lust auf ein weiteres Klopf-Experiment?

Drittes Klopf-Experiment: Luftballon aufblasen

Ein drittes Klopf-Experiment, das ich auch von Interessenten testen lasse, läuft wie folgt ab: Du besorgst Dir zwei Luftballons (am besten in zwei verschiedenen Farben) und testest vor Beginn der Klopf-Behandlung Dein Atemvolumen. Du nimmst insgesamt drei tiefe Atemzüge und bläst einen Luftballon auf.

Du beklopfst Dich wie im vorigen Experiment. Der **Aussöhnungssatz** könnte lauten: **„Auch wenn ich nur eingeschränkt atmen kann, so akzeptiere ich mich voll und ganz"**.

Nach abgeschlossener Behandlung testest Du bitte erneut Dein Atemvolumen und bläst deshalb Deinen zweiten Luftballon auf. Es kann sein, dass Du sehr überrascht bist. Ein älteres Ehepaar (beide damals ca. 65 Jahre alt) konnten es gar nicht fassen, dass nach nur ein paar Minuten solch unglaubliche körperliche Verbesserungen möglich seien (auch ich war sehr überrascht).

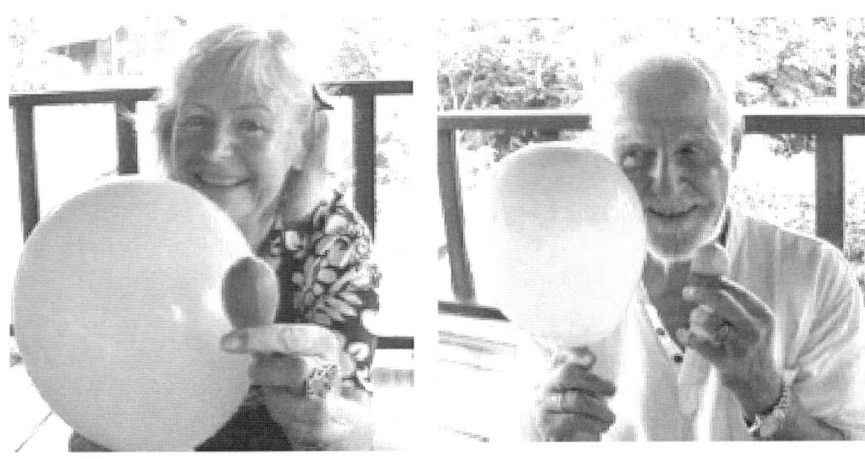

6. Was tun, wenn eine Klopf-Anwendung nicht gewünschten Erfolg zeigt?

„Kopf" und „Bauch" arbeiten nicht zusammen

Es kann vorkommen, dass man trotz kompetenter Klopf-Anwendung emotionale oder körperliche Beschwerden nicht auflösen kann, weil der „Kopf" und der „Bauch" aus bestimmten Gründen nicht zusammenarbeiten können/wollen. Man blockiert bzw. sabotiert sich selbst und behindert dadurch, dass die eigenen Selbstheilungskräfte aktiviert werden.

Ein Fall aus der Praxis: Eine 60jährige Klientin, die seit über 15 Jahren an Fibromyalgie (Schmerzen am ganzen Körper) leidet und stets in ärztlicher Behandlung ist, Tabletten einnimmt und andere ärztliche Maßnahmen in Anspruch nimmt, tat sich sehr schwer zu akzeptieren, dass sie durch Klopfen ihre Schmerzen lindern könne.

Du kannst Dir vermutlich gut vorstellen, dass Menschen, die chronisch schlecht „drauf" sind und viele Jahre unter ihren Beschwerden leiden, Tabletten einnehmen oder sich andere Medikamente „einverleiben" eine relativ schnelle Befreiung durch Klopfen nicht sofort akzeptieren können bzw. einen Behandlungserfolg nicht der Klopf-Technik zuschreiben wollen (= sog. „Apex-Problem", Begriff von Dr. Callahan).

Dr. Callahan entdeckte sehr früh während seiner psychotherapeutischen Forschungsreise, dass der Erfolg einer Klopf-Behandlung sehr stark von der inneren Einstellung des Klienten abhängt. „Menschen mit massiver Umkehrung leiden oft unter chronisch schlechter Stimmung und haben eine negative Lebenseinstellung". Dieses Zitat habe ich aus seinem Buch „Den Spuk beenden" entnommen (VAK 2005, S. 74).

An dieser Stelle möchte ich auch auf die weiteren Bücher „Leben ohne Phobie: Wie Sie in wenigen Minuten angstfrei werden", „Der unwiderstehliche Drang. Süchte und was Sie dagegen tun können" sowie „Das Trauma heilen: Klopfakupressur [1] bei posttraumatischem Stress" von Dr. Callahan hinweisen.

Wenn der Klopf-Selbstanwender die Bedürfnisse beider Teile - „Kopf" und „Bauch" - berücksichtigt und den Widerstreit zwischen beiden auflöst, d.h. beide im Aussöhnungssatz vereint, dann erzielt der Anwender z.B. durch Klopfen oder andere Behandlungsverfahren eine grössere Wirkung. Alle Bedenken und Gedanken, die während einer Kopf-Anwendung auftreten können, werden im Aussöhnungssatz ausgesprochen. Werden die widerstreitenden Gefühle und Gedanken in Worte gefasst und mit dem heilsamen Nebensatz (z.B. „… so akzeptiere ich mich vollkommen und ganz"), dann wird der „Kopf" und der „Bauch" zufriedengestellt. Beide können dann besser zusammenarbeiten.

Für eine tiefgehende Heilung ist wie bereits öfters erwähnt das exakte Anwenden irgendeiner Klopf-Meridian-Energie-Technik unwichtig. Bei Hilfesuchenden, denen ich helfen durfte, erlebte ich, dass die Befreiung ihrer Beschwerden dann geschieht, wenn sie ihre emotionalen oder körperlichen Schmerzen akzeptieren und sich voll und ganz bejahen, so wie sie sind und dies in dem für sie passenden Aussöhnungssatz ausdrücken.

Der für Dich stimmig formulierte Aussöhnungssatz ist das „A und O" für Deinen erfolgreichen Heilungsprozess und keine bestimmte Klopf-TECHNIK. Das Wichtige ist in diesem Zusammenhang auch, dass Du die jeweilige Kernproblematik aufspürst, das Hauptthema klar erkennst und das Problemthema dann in Deinen Aussöhnungssatz integrierst. Deine Aussöhnungssätze werden stimmiger, treffsicherer und Dein Aussöhnungsprozess auch erfolgreicher.

> **Der für Dich stimmig formulierte Aussöhnungssatz ist das „A und O" für Deinen erfolgreichen Aussöhnungsprozess.**

Energetische Belastungen durch Gifte

In manchen Klopf-Kursen oder Klopf-Büchern wurden sogenannte Energie-Gifte als Hauptgründe für die nicht erfolgreiche Klopf-Anwendung angegeben und Gegenmaßnahmen als Empfehlungen ausgesprochen. „Dran bleiben!" lautet die Devise und das Klopfen wiederholt anzuwenden, nachdem der Anwender sich ohne Seife geduscht hat und/oder sich für die Anwendung zu einer anderen Tageszeit oder für einige Tage später entschieden hat.

Aufgrund meiner langjährigen Erfahrung im Behandlungsbereich kann ich Dich beruhigen. Ich stellte fest, dass grundsätzlich bei alltäglichen emotionalen Beschwerden oder körperlichen Schmerzen sogenannte Energie-Gifte nicht für unzufriedenstellende Behandlungsergebnisse verantwortlich gemacht werden können.

Gewisse Ausnahmen mache ich jedoch: Wenn Du beispielsweise tagsüber - im Verhältnis zu Deinem Körper - zu wenig Wasser getrunken hast und Dich über einen längeren Zeitraum in einem Dauerstress-Zustand befinden, dann ist das Klopfen erfahrungsgemäss nur bedingt wirkungsvoll. Die erste „Not"-Maßnahme könnte darin bestehen, dass Du ein kohlensäurefreies gesundes Wasser trinkst, es Dir bequem machst und mit geschlossenen Augen erst mal dreimal tief ein- und ausatmen, bevor Du mit Deiner Klopf-Behandlung beginnst.

Weitere Probleme für eine erfolgreiche Selbstbehandlung könnten Zigaretten, Zucker, Alkohol, Asthma-Spray, Bluthochdruckmittel oder auch Zahnherde und diverse Entzündungen im Körper sein. Du sind energetisch betrachtet Gifte für den Körper und bedürfen einer besonderen Betrachtung.

> **Ein erfolgreicher Klopf-Selbstanwender wird man durch Unvoreingenommenheit, Ehrlichkeit sich selbst gegenüber, Akzeptanz des jetzigen Problems und Selbstliebe.**

Unzureichende Kenntnisse und Fähigkeiten

Nicht selten kommt es vor, dass einfach nur so „herumgeklopft" wird ohne ganzheitlich therapeutisch vorzugehen. Du weißt vermutlich: Der Begriff „Psychologe" oder „Therapeut" ist in Deutschland nicht geschützt. Das heisst, dass sich jeder so nennen kann. Es gibt eine Vielzahl Klopf-"Therapeuten [4]" und Klopf-Trainer, die weder ein solides umfangreiches Psychologie- noch ein Therapeuten- oder Medizinstudium an einer

---

[4] Der Begriff „Klopf-Therapie" und auch der Ausdruck „Klopf-Therapeut" ist meiner Meinung nach irreführend. Die Klopf-Therapie ist keine Therapie!

ordentlichen Universität absolvierten. Du brauchst Dich nur die Lebensläufe der jeweiligen Anbieter in deren Homepages anschauen.

Unter Umständen meinen manche unter ihnen, dass man einfach irgendeine Klopf-Technik anzuwenden habe und dann wäre schon alles in Ordnung. Doch weit gefehlt! Insbesondere dann, wenn es sich um Hilfesuchende handelt, die:

• chronisch erkrankt sind (z.B. Menschen, die zum Beispiel an Diabetes, Bluthochdruck oder an Asthma leiden)
• Alkoholiker, Psychotiker sind
• Menschen, die permanent Tabletten oder andere Medikamente zu sich nehmen müssen etc.

Anmerkung: Ich selbst machte die Erfahrung, dass Klopfen in gewisser Weise auch negative Konsequenzen nach sich ziehen kann. Über viele Jahre hinweg fühlte mich irgendwie nicht wohl. Mit Klopfen „verschwanden" meine unguten Gefühle. Durch „Zufall" wurde ich dank der Empfehlung eines alternativ arbeitenden Arztes auf den ganzheitlich orientierten Zahnarzt, Florian Kubitzek [5], aufmerksam (Praxis in München-Schwabing). Zwei Reste von zwei Zahnwurzeln trieben ihr Unwesen und bescherten mir jahrzehntelang tagtäglich eine 24-Stunden-Entzündung. Dank dieser beiden Ärzten geschah nicht noch das größere Unglück „Gehirnhautentzündung".

Dank meiner inneren Stimme bekam ich in meinem Leben mehrere Hinweise bezüglich meines Gesundheitszustandes. Ich kann daher nur jedem Klopf-Anwender empfehlen unsere wunderbaren Warnsignale nicht schnell weg zu klopfen sondern die Signale wert zu schätzen, auf die innere Stimme zu hören, die Inspirationen zu achten, dem Körper gesundes vegetarisches Essen zuzuführen und im Einklang mit unseren sichtbaren und unsichtbaren Helfern anderen zu helfen.

---

[5] Als Dankeschön, dass mein Partner und ich noch leben darf, fand in München der Kongress „Neue Wege zu Heilung und Gesundheit" statt auf dem der Zahnarzt, Herr Kubitzek, einen Vortrag zur ganzheitlich orientierten Zahnbehandlung. Freundlicherweise durfte sein Vortrag aufgezeichnet werden.

Film-Technik: Erzählen der Geschichte mit Abstand

Die Film-Technik, auch als „Movie-Technik" bzw. „Kino-Technik" bezeichnet, wird verwendet, um als „Kino-Zuschauer" sein Thema in Form eines Filmes zu beschreiben. Die Film-Technik ist ein geeignetes Mittel, um z.B. traumatische Situationen leichter schildern zu können. Der Traumatisierte kann dann sein Trauma im Abstand zur traumatischen Situation beschreiben. Er sitzt gedanklich im Kino und zwar nicht in der ersten Reihe sondern z.B. in der letzten.

Die Film-Technik (auch als Erzähltechnik bezeichnet) ist eine gute Möglichkeit belastende Themen erfolgreich zu bearbeiten. Der Hilfesuchende schildert das Geschehen und zwar in einer für ihn passenden Weise.

Der große Vorteil dieser Form der Trauma-Bearbeitung besteht darin, dass der Traumatisierte sich auf eine liebevollere und tränenlosere Art und Weise von seinen seelischen Verletzungen (Traumata) verabschieden kann.

In der Film-Technik werden die Sinne wie Sehen, Fühlen, Hören, Schmecken und Riechen angesprochen sowie die Gedanken aus der Trauma-Situation hervorgeholt. Der Therapeut führt einfühlsam den Klienten zur rechten Zeit mit passenden Fragen durch den therapeutischen Aufarbeitungsprozess.

Traumatisierte Menschen wollen erfahrungsgemäß ihr Traum lieber mit ELI-Streicheln (gleiche Abfolge wie EE-Klopfen) bearbeiten. Der Begleiter kann - während des Erzählens des „Films" - den Hilfesuchenden beobachten und Anzeichen für eine Erhöhung des Stress-Zustandes (z.B. flaches Atmen oder Wechseln der Gesichtsfarbe, Stimmveränderungen etc.) oftmals schneller wahrnehmen als der Hilfesuchende selbst.

Der Begleiter stoppt einfühlsam den Traumatisierten, sobald der Begleiter eine unangenehme Emotion wahrnimmt. Die belastende Emotion wird dann mit ELI-Streicheln bearbeitet bis der Wert „0" erreicht ist. Zwischendurch kann vielleicht eine heftige Emotion (z.B. Ärger oder Wut) aufkommen, dann kann selbstverständlich intuitiv auch z.B. das EE-Klopfen angewendet werden, um die emotionale Belastung vollkommen loslassen zu können. Dann erzählt der Hilfesuchende den Film wieder von Anfang an. Diese Prozedur läuft solange, bis er den Film komplett erzählen kann, ohne dass währenddessen eine negative Emotion auftritt.

Folgende Fragen könnten im Behandlungsprozess gestellt werden:

> Wo spielt der „Film"?
>
> Wer spielt mit im „Film"?
>
> Wie heisst der Hauptdarsteller und wie die Mitspieler?
>
> Was passiert im „Film"?
>
> Was denkt der Hauptdarsteller?
>
> Fühlt der Hauptdarsteller was? Wenn ja, was?
>
> Hört der Hauptdarsteller was? Wenn ja, was?
>
> Riecht der Hauptdarsteller? Wenn ja, was?
>
> Schmeckt der Hauptdarsteller was? Wenn ja, was?

Wenn das Streicheln oder das Klopfen nicht den gewünschten Erfolg bringt, dann könnte es unter anderem daran liegen, dass es sich um chronische bzw. sehr komplexe und belastende Problem-Themen handelt und der Begleiter noch wenig Erfahrungen hat in der Aufarbeitung solcher Themen.

Ein Fall aus der Praxis in 2004: Eine afrikanische - vom Kopf bis zur Taille sehr gut aussehende - Hilfesuchende (beruflich sehr erfolgreich) versuchte mit allen möglichen Diätvorschlägen seit mehr als 20 Jahren ab der Taille abzunehmen. Es gelang ihr nicht. Sie bat mich um Unterstützung und erzählte mir, dass sie ein Buch zur Klopf-Akupressur las und dabei erfuhr, dass sie durch Klopfen abnehmen könne. Sie klopfte über einen längeren Zeitraum und hatte dabei keinen Erfolg.

Nach einem ca. 3-stündigen unentgeltlichen Einzel-Coaching stellte es sich heraus, dass sie in ihrem Heimatland zwischen ihrem 12. und 15. Lebensjahr mehrmals pro Woche von Vater, Onkel und anderen Männern in der Großfamilie vergewaltigt wurde. Sie beschloss mit 15 Jahren, dass sie unförmig und unattraktiv werden will, um nicht mehr angefasst zu werden. Diese Entscheidung war ihr bis zum 38. Lebensjahr nicht mehr bewusst. Sie könnte noch soviel Diäten versuchen und hätte doch keinen dauerhaften Erfolg. Das entscheidende Thema (= Kernthema) ist tief gehend liebevoll zu bearbeiten und erst danach kann eine Transformation erfolgen. Diese Erfahrung machte ich immer und immer wieder: Eine Veränderung der Situation ist erst dann möglich, wenn Du den Jetzt-Zustand akzeptierst, Dich mit Dir und Deiner Vergangenheit aussöhnst.

Anmerkung:

In manchen Klopf-Büchern und Klopf-Seminaren wird die Film-/Erzähltechnik als geeignete Technik für Selbstanwender empfohlen, was ich aus meiner Erfahrung heraus nicht bestätigen kann. Traumatisierte Menschen haben in der Regel große Schwierigkeiten in der Doppelrolle „Klopf-Selbstanwender" und „Begleiter" ihre emotionalen Belastungen vollkommen aufzulösen.

Nicht nur die sog. „Film-Technik" auch die sogenannte „Klopf-Langform-Technik" eignen sich erfahrungsgemäss nicht für den Selbstanwender. Beide sind zeitaufwändig und auch kompliziert.

Mit Klopfen kann der Anwender zwar

ungute Gefühle oder körperliche Schmerzen

„wegklopfen", doch damit tut er sich

langfristig betrachtet nicht immer einen Gefallen!

Emotionale Belastungen und körperliche Beschwerden

sind hilfreiche Warnsignale, die nicht

einfach „weggeklopft" werden sollten!

Die Entwicklung eines ganzheitlich orientierten Bewusstseins

ist sehr wichtig für wirkliche Heilung (= Ganzwerdung).

Klopf-Langform-Technik

In der Regel zeigten und empfahlen Autoren von Klopf-Büchern oder Klopf-Kurstrainer primär die komplizierte Klopf-Langform-Technik [6]. Die Inhalte der Klopf-Langform-Techniken entsprechen grösstenteils dem von Dr. Callahan entwickelten therapeutischen Verfahrensschema zur Behandlung von Traumata.

Hilfesuchende empfinden die Klopf-Langform-Technik zu kompliziert, zu aufwändig, zu lange, im Alltag nicht praktikabel und setzen daher diese in ihrem täglichen Leben nicht ein. Eine große Zahl von Hilfesuchenden teilten mir mit, dass sie die Klopf-Langform-Technik nicht gerne bzw. überhaupt nicht praktizieren.

Doch es gibt Ausnahmesituationen, in denen die Klopf-Langform-Techniken hilfreich sein können. Besonders dann, wenn ein Hilfesuchender während einer therapeutischen Sitzung sozusagen „in ein Loch fällt" und z.B. anfängt heftig zu weinen und sich nicht mehr beruhigen kann.

In solchen und ähnlichen Fällen ist die Anwendung der Klopf-Langform-Technik empfehlenswert, da der Traumatisierte durch strikte Vorgaben (z.B. bestimmte Augenbewegungen, Singen, Summen und Zählen, s.h. „Gamut-Verfahren" von Dr. Callahan auf den nächsten Seiten) aus der allzu belastenden Trauma-Situation herausgeführt wird. Der Traumatisierte bleibt z.B. durch Zählen mehr im Kopf, kommt mehr ins „HIER und JETZT", kann sich leichter beruhigen und seine Selbstheilungskräfte besser aktivieren.

Die Klopf-Langform-Technik besteht aus der Klopf-Kurzform und dem Beklopfen der Finger sowie die Stimulierung des sogenannten Handrücken-Punktes (auch „Gamut-Punkt" oder „Serienpunkt" genannt). Hans-Ulrich Schachtner hat das Schema für die lange Klopf-Sequenz zusammengefasst und zum leichteren Lernen folgendes Schaubild entworfen.

---

[6] Erfreulicherweise erkennen immer mehr Klopf-Vertreter, dass für den Selbstanwender die Klopf-Langform-Technik im Alltag nicht praktikabel und auch nicht wichtig ist, um emotionale und körperliche Beschwerden zu lindern und loslassen zu können.

Bestandteile der Klopf-Langform-Technik

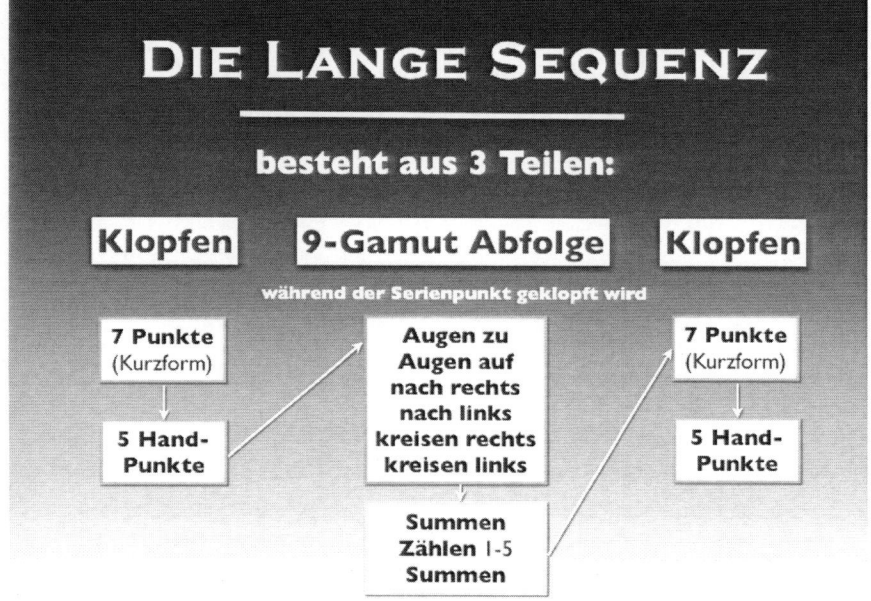

Klopf-Punkte in der kurzen Klopf-Technik

Klopf-Kurzform: 7 Punkte

Anfang der Augenbrauen

Seitlich vom Auge

Unter dem Auge

Unter der Nase

Unter dem Mund

Schlüsselbein-Punkt

Unter dem Arm

Klopf-Punkte in der erweiterten Klopf-Technik

Klopf-Erweiterung: 5 Punkte

Daumen

Zeigefinger

Mittelfinger

Kleiner Finger

Handkanten-Punkt

+ Gamut-Abfolge

Bilder zur erweiterten Klopf-Behandlung

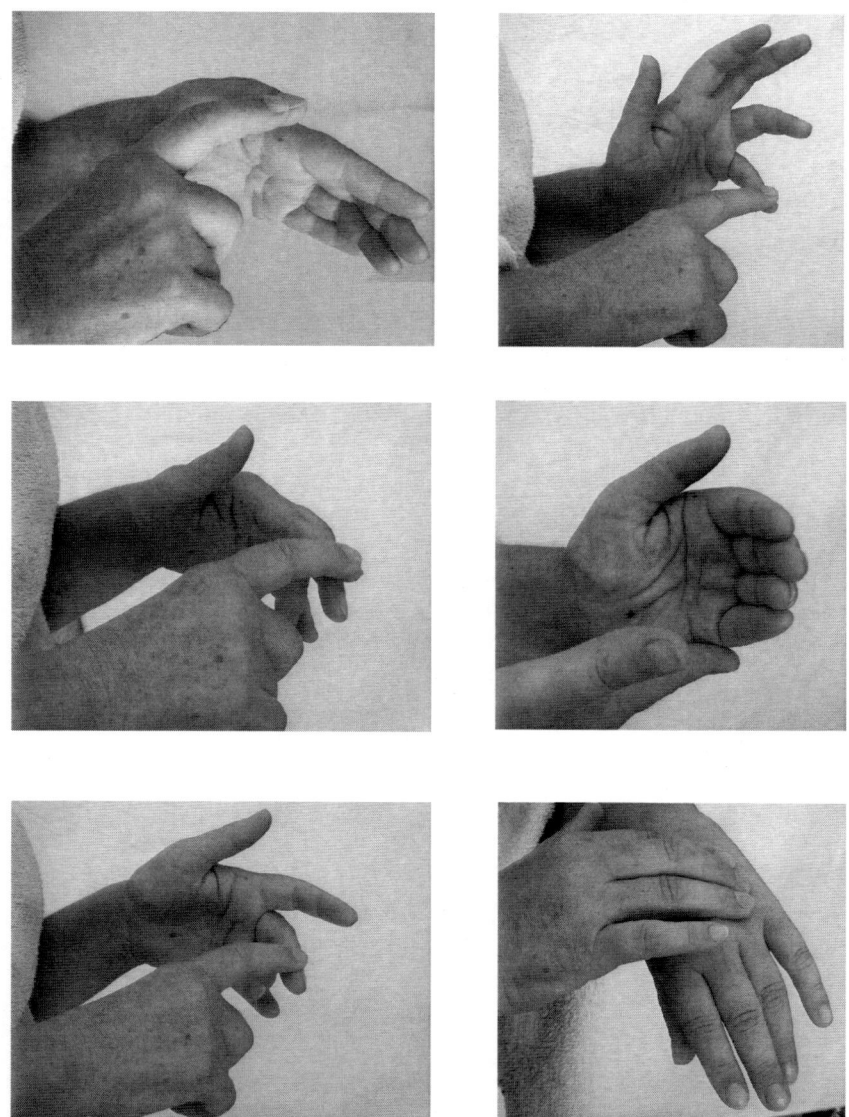

Das letzte Bild zeigt die Lage des Handrücken-Punktes,
der bei der gesamten Gamut-Abfolge stimuliert wird.

Beklopfe Deine Finger auf Deine Weise

Du kannst mit einem oder zwei, drei oder auch mit der ganzen Hand die jeweiligen Finger beklopfen und währenddessen Deinen Aussöhnungssatz sprechen, wenn Du magst. Manche Klopfer meinen, man müsse exakt mit einem oder zwei Fingern seitlich am Nagelbett klopfen. Dann gibt es auch Klopfer, die behaupten, man müsse mit einem Finger an einer bestimmten Stelle des Fingers und an einem bestimmten Finger an der Fingerkuppe klopfen und so fort. Solche oder ähnliche exakte Anweisungen sind vielleicht für Klopf-Anwender nützlich, die Führung und strenge Vorgaben brauchen.

Auch geben manche Klopfer in Büchern oder Kursen an, dass der Anwender seinen Ringfinger nicht zu beklopfen hat. Wenn Du unkomplizierter vorgehen und nicht daran denken möchtest, wann Du klopfen „darfst" und wann nicht, dann beklopfe einfach den Ringfinger mit.

Meine Klopf-Experimentierreise ergab, dass es unbedeutsam ist, ob Du die Punkte mit ein, zwei, drei, vier Fingern oder auch mit der ganzen Hand beklopfst. Entscheidend für den Behandlungserfolg ist meiner Erfahrung gemäss nicht das exakte Klopfen durch einen bestimmten Finger! Beim Klopfen gibt es nicht „richtig" oder „falsch". Alles ist mit allem verbunden! Daher spielt es keine Rolle, ob Du die Meridian-Energie-Punkte genau triffst oder nicht!

Mache Dich frei und unabhängig von irgendwelchen Vorgaben und komplizierten Klopf-Techniken, die Dich erfahrungsgemäss letztlich nur ängstigen und unsicher machen. Hilfesuchende teilten mir dies mit, dass dies der Fall bei ihnen wäre und das nach dem Besuch von Klopf-Grund-, Aufbau- und Fortgeschrittenenkursen!

Mache Deine eigenen Erfahrungen.

Du spürst am besten selbst was sich stimmig anfühlt

und welche Klopfweise Dir am liebsten ist.

Der Ablauf des „Gamut-Verfahrens"*:
(*Bezeichnung von Dr. Callahan)

Augen schließen

Augen öffnen

Extrem nach rechts unten schauen

Extrem nach links unten schauen

Augenkreisen langsam im Uhrzeigersinn/360Grad

Augenkreisen langsam im Gegen-Uhrzeigersinn

Ein paar Sekunden ein Lied summen (oder singen)

Von 1 bis 5 vorwärts und rückwärts zählen

Ein paar Sekunden ein Lied summen (oder singen)

Bilder: Augenbewegungen in der „Gamut-Abfolge

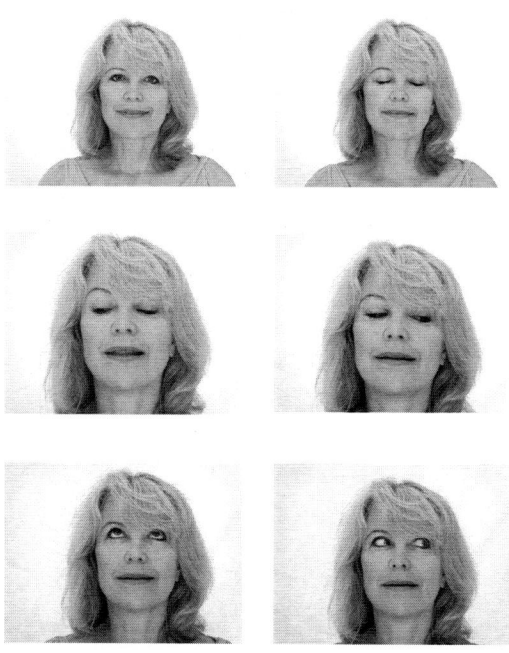

Zusätzliche Hinweise zum „Gamut-Verfahren"

Der Kopf wird während des Gamut-Verfahrens gerade gehalten. Das Summen, Zählen und wieder Summen ist ein Bestandteil des „Gamut-Verfahrens". In manchen Klopf-Büchern oder Seminaren wird behauptet, man müsse zuerst rückwärts zählen oder bis fünf zählen oder 3 oder 5 Sekunden ein Lied summen oder singen.

Auch hier kann ich Dich beruhigen: Es spielt wirklich keine Rolle, ob Du vorwärts oder rückwärts zählst und ob Du 2, 3, 5 oder 10 Sekunden ein Lied summst oder singst! Die Heilung hängt von wesentlicheren Dingen ab!

Nach dem „Gamut-Verfahren" folgt die gleiche Klopf-Abfolge. Zuerst die kurze Klopf-Sequenz und dann das Beklopfen der fünf Handpunkte.

Nach der Klopf-Runde kannst Du erneut die Höhe Deines emotionalen oder körperlichen Schmerz einschätzen und feststellen, ob Deine Beschwerden weniger geworden oder gleich geblieben sind.

Anmerkung:
In manchen Klopf-Büchern bzw. Klopf-Seminaren wird „angeordnet", dass Du solange klopfen sollst, bis Du keinerlei emotionale oder körperliche Schmerzen empfindest. Erfahrungsgemäss sagt diese Anweisung manchem Selbstbehandler nicht zu, da er aus bestimmten Gründen nicht vollkommen beschwerdefrei sein möchte. Du entscheidest, wie viele Klopf-Runden Du durchführen willst.

Eine Anwenderin drückte dies aus mit den Worten „Jeder tanzt in seinem eigenen Tempo!" und will demzufolge selbst bestimmen in welchem Tempo der Anwender schmerzfrei sein möchte. Eine andere Anwenderin erklärte mir, warum sie nicht ganz beschwerdefrei sein will. Sie möchte nämlich jeden Tag einen kleinen Schmerz wahrnehmen, damit sie sich selbst besser treu und auf ihrem rechten Weg bleiben kann.

> **Klopf auf Deine Weise.**
> **Klopf in Deinem Tempo.**
> **Klopf mit Freude.**

7. Wie kann ich zu meinem inneren Frieden gelangen?

Möchtest Du Deinen inneren Frieden erlangen, Dich mit Deiner Vergangenheit aussöhnen, um damit die bestmögliche Grundlage für erfüllende Beziehungen in der Liebe, im Beruf und im Alltag zu schaffen? Nehmen wir an, dass Du dies wünscht. Wie könntest Du Deinen inneren Frieden erlangen?

Innerer Frieden durch Aussöhnung mit der Vergangenheit

Du besitzt grundsätzlich die Möglichkeit Dich mit Deiner Vergangenheit auszusöhnen und damit Deinen „alten Balllast" aus alten Zeiten loszuwerden. Im Aussöhnungsprozess kannst Du Deine seelischen Verletzungen auf sanfte und liebevolle Weise heilen.

Erfahrungsgemäß sind jedoch schwer traumatisierte Hilfesuchende (z.B. Traumatisierung durch Vergewaltigung, Kriegserlebnisse usw.), oder chronisch Erkrankte (z.B. Diabetes, Asthma, Bluthochdruck, Fibromyalgie usw.) oder unter Depression Leidende überfordert, komplexe und schwierige Themen selbst mit Klopfen aufzulösen. In diesen Fällen ist es ohnehin ratsam sich kompetenten, verantwortungsbewussten, sehr erfahrenen und am besten auch spirituell orientierten approbierten Psychotherapeuten oder Ärzten anzuvertrauen, damit die Problematik ganzheitlich und tief gehend bearbeitet werden kann.

Ich durfte Psychotherapeuten im Münchner Institut C.I.P. Dr. Dr. Sulz (C.I.P. = Centum für Integrative Psychotherapie) [7] live erleben, die beim kanadischen Prof. Dr. Leslie Greenberg [8] die EFT-Ausbildung (**E**motions-**f**okussierte **T**herapie) absolvierten (z.B. Imke Herrmann, Lars Auszra, Class-Hinrich Lammers [9]). Ein weiterer Vorteil - neben dieser kompetenten ganzheitlich orientierten Unterstützung - ist, dass diese Therapeuten die Trauma-Therapie auf Kasse durchführen dürfen.

---

[7] C.I.P. ist der Herausgeber des Buches „Praxishandbuch der Emotions-Fokussierten-Therapie" von Robert Elliot u.a.

[8] Empfehlung des Buches „Emotionsfokussierte Therapie: Lernen, mit eigenen Gefühlen umzugehen" von Prof. Dr. Leslie Greenberg.

[9] Von Class-Hinrich-Lammers gibt es das Buch „Emotionsbezogene Psychotherapie: Grundlagen, Strategien und Techniken"-

Bist Du selbst im therapeutischen Bereich tätig und an einer systemorientierten Ausbildung interessiert, dann wäre dies z.B. bei Gunther Schmid [10] möglich. Seit mehreren Jahren kenne ich Gunther und erlebte ihn als ganzheitlich orientierten, kompetenten Kursleiter, der das Herz am rechten Fleck hat.

Wenn Du Dich jedoch lieber selbst behandeln willst, dann kannst Du dies versuchen. Die folgenden Anregungen sind gedacht für diejenigen, die sich mit ihrer Vergangenheit allein aussöhnen möchten. Du kannst Dein bisheriges Leben in 7-Jahres-Schritten einteilen, die Probleme aufschreiben, an die Du Dich noch erinnern kannst und die Dich nach wie vor belasten.

„Klopf in Deinem eigenen Tempo!". Bearbeite nur dann Themen, wenn Du Dich dazu imstande fühlst. In manchen Klopf-Büchern wird behauptet, dass man über hundert Behandlungsthemen zu bearbeiten hätte und man täglich ein Thema mit all seinen Aspekten bearbeiten solle bis es ganz verschwunden sei. Jedoch belastet diese Aufforderung erfahrungsgemäß viele Hilfesuchende.

In einer verantwortungsbewussten Aussöhnungsarbeit geht es nicht um das schnelle „Wegklopfen von Problemen", sondern um das Erkennen der Zusammenhänge von Körper, Geist und Seele. Nach den vielen Praxisjahren im Klopf-Bereich möchte ich Dir folgende Empfehlung geben: Höre bitte auf Deine innere Stimme, führe Deinen Aussöhnungs- und Heilungsprozess in dem Tempo durch, das für Dich stimmig ist.

Einstellungsänderungen

Die Auflösung emotionaler oder körperlicher Beschwerden durch „Sich-selbst-Beklopfen" kann eine Einstellungsänderung zum Positiven hin bewirken. Diese Erfahrung konnte ich in den vielen Jahren meiner Forschungsreise im „Selbstbehandlungsbereich" machen. Zum Beispiel kann der Anwender im Laufe seines persönlichen Aussöhnungsprozes-

---

[10] Empfehlung des Buches „Einführung in die hypnosystemische Therapie und Beratung" und des Buches „Liebesaffären zwischen Problem und Lösung. Hypnosystemisches Arbeiten in schwierigen Kontexten" von Gunther Schmid.

ses sein Leben aus einer neuen Perspektive betrachten. Er erkennt dabei den wirklichen Sinn seines Lebens und ist dem Allerhöchsten gegenüber tagtäglich dankbar.

Doch nicht immer verändert sich der ehemals Leidende in die positive Richtung! Auch im Klopf-Bereich gibt es solche und solche Mitmenschen. Jeder hat sein eigenes Schritt-Tempo zur Erleuchtung hin. Nicht jeder ist mitmenschlich, christlich, buddhistisch etc. eingestellt und lebt die Devise „Es ist genug für alle da!" sondern denkt in erster Linie an seinen Vorteil, an sein Vorwärtskommen, an viel Geld machen, an seine Karriere, seinen Ruhm, etc.

Mir persönlich bereitet(e) es eine große Freude zu erleben wie sich Menschen verändern, wenn Du Deine „hartnäckigen" Behandlungsthemen in Verbindung mit dem Göttlichen bearbeitest, sich wieder mehr mit unserem Schöpfer verbinden, wieder dankbarer werden, wieder mehr Lebenskraft spüren, Deine Lebensfreude ausdrücken und Mitmenschen mit einem Lächeln zu mehr Mitmenschlichkeit „anstecken".

Bist Du bereit Deine Einstellung zum Leben, zum Miteinander und zu Gottes Schöpfung zum Wohle aller zu verändern?

8. Hintergrundinformationen zu „TFT", „EFT" und „MET"

Der amerikanische, klinische Psychologe und Psychotherapeut, Dr. Callahan war unzufrieden mit den Ergebnissen der konventionellen Therapien. Er beschäftigte sich mit Akupunktur und Kinesiologie und experimentierte damit bei seinen Klienten.

Dr. Callahan konnte während seiner psychotherapeutischen Arbeit mit einer an Wasserphobie leidenden Patientin den Zusammenhang zwischen Beklopfen eines Akupressur-Punktes und der Auflösung der Angst vor dem Wasser feststellen. Dank Dr. Callahan's Einsatz ist das Bewusstsein gestiegen, dass Gedanken in Zusammenhang stehen mit emotionalen und körperlichen Schmerzen und diese durch Klopfen gelindert bzw. aufgelöst werden können.

Dr. Callahan „taufte" sein Therapieverfahren als „TFT" (= „Thought Field Therapy" = Gedankenfeld-Therapie). Er führte relativ kostspielige TFT-Kurse durch, an dem der ehemalige Geschäftsmann, Gary Craig teilnahm. Gary's Verdienst ist es, dass er „TFT" vereinfachte. Gary Craig verändert „TFT" und verwendet die seit Ende der 80-er Jahre bereits eingeführte Abkürzung „EFT". Er behandelte Klienten in seinem Heimatland Amerika, nahm seine Sitzungen auf, erstellte DVDs zum EFT-Klopfen und verkaufte diese weltweit ab ca. Ende der 90-er Jahre. Er verschenkte an jeden Interessenten sein Manual. Dank seines Einsatzes wurde innerhalb von paar Jahren das Klopfen weltweit schnell bekannt. In Europa und insbesondere im deutschsprachigem Raum stieg die Bekanntheit bereits ab 2000[11]. Es wurde eine TECHNIK vermittelt, die meiner Erfahrung nach dem Ego guttut doch bedauerlicherweise nicht zu mehr Mitgefühl, Dankbarkeit und Gottesbewußtsein führt.

Dann passierte in 2003, dass R.F. (ein ehemaliger EFT-Schüler) das EFT-Klopfen für sich sichern wollte (s.h. „Offener Brief von Gary Craig vom 11.4.2004" im Internet, Suchbegriffe: Gary Craig Meridian-Energie-Techniken Offener Brief). R.F. durfte als EFT-Klopfer nicht mehr auftreten. Er wurde dann ein EFT-Kopierer und führt seit 2004 seine Klopfgeschäfte unter einem anderen Namen durch. Die Abkürzung für „seine neue" Klopf-Technik ist meiner Meinung nach irreführend, weil die Abkürzung eine neue Namensschöpfung nur für die Klopf-Technik ist und nicht alle Meridian-Energie-Techniken wie z.B. Shiatsu, Facial Harmony Balancing, Chi Gong u.a. umfasst. R.F. ist aktiver Schützer „seiner Klopf-Technik" und seit ca. 2005 mithilfe von Rechtsanwälten als „Abmahner" tätig, verbreitet dadurch meiner Meinung nach Angst und Schrecken...

Unglücklicherweise entstand ab ca. 2006 offensichtlich eine engere Kooperation zwischen Gary Craig und Robert R. (ehemaliger Pilot), der beim Patentamt viele Begriffe zu EFT sichern will (s.h. Homepage des Patentamtes). Vermutlich wurde R. R. (ehemaliger Klopf-Geschäftspartner von R.F.) von R.F. inspiriert. R.R. versandte nämlich auch mithilfe eines Rechtsanwalts bereits Ende 2008 eine Abmahnung. Gary bezeichnete R.R. in diesem Zusammenhang als seinen „Polizisten".

---

[11] Manche ehemaligen EFT-Klopf-Schüler vermarkteten „ihre" Klopf-Technik als „Energie-Feld-Therapie". Verschiedene Begriffe und Vorgehensweisen in Klopf-Kursen veranlassten Gary Graig - in Zusammenarbeit mit ausgewählten Klopf-Vertretern aus dem deutschsprachigem Raum - die Inhalte für EFT-Klopf-Grund- und Aufbaukurs zu vereinheitlichen. Das Ergebnis sehen Sie auf der DVD von Ann Adams, das von Hans-Ulrich Schachtner ins Deutsche übersetzt wurde.

Entsteht im Klopf-Bereich mehr Unfreiheit als emotionale Freiheit???
„EFT" steht doch laut Gary Craig für „Emotionale Freiheitstechniken!".

In der „Klopf-Szene" geht es meiner Erfahrung gemäss bei einigen ums schnelle Reichwerden (was auch Buchtitel belegen), um „Pfründe-Sicherung" (was Abmahnungsaktionen beweisen) und einiges mehr... Du siehst: Durch Klopfen entwickeln manche Anwender mehr ungesundes Ego, mehr Gier nach Geld und Reichtum und weniger Mitgefühl, Verantwortung und Liebe zum Nächsten. Mach Dich selbst kundig, bilde Dir Deine Meinung, achte bitte mit welchen Menschen, mit welcher Energie und Klopf-Technik Du Dich verbinden willst. Falls Du abgemahnt wirst empfehle ich Dir: Lass Dir keine Angst einjagen, bleib in Deiner Kraft, diene weiterhin zum Wohle der Hilfesuchenden und engagiere Dich für Gerechtigkeit.

Ein Vorbild für uns könnte der kanadische Universitätsprofessor Dr. Leslie Greenberg sein. Er betreibt keine Abmahngeschäfte! Seit den 80-er Jahren gibt es bereits den Begriff „EFT" von Prof. Dr. Leslie Greenberg. Er ist ein Vertreter der wissenschaftlich anerkannten **P**rozess-**E**rlebnisorientierte **T**herapie (= PET [12]) und entwickelte das weltweit im wissenschaftlichen Bereich anerkannte Therapieverfahren „**EFT**" (= „**E**motionsfokussierte **T**herapie"). Eines der Hauptziele dieser Therapie sind mehr Mitgefühl und Verständnis füreinander zu entwickeln. Die Emotionsfokussierte Therapie ist nicht gleichzusetzen mit dem EFT-Klopfen!

Wer mehr zum EFT von Prof. Dr. Greenberg wissen möchte, der könnte z.B. das Buch „Emotionsfokussierte Therapie" oder das Buch „Emotionale Veränderung fördern: Grundlagen einer prozess- und erlebnisorientierten Therapie" lesen. Und wer mehr erfahren will zum EFT-Klopfen von Gary Craig, der könnte z.B. sein Buch „The Eft (Manual) by Gary Craig" (englisch) oder das Buch „Durch Selbstanwendung zur Energiebalance" oder sich die DVD „EFT = Emotionale Freiheitstechniken" durcharbeiten (s.h. Seite 57). Ann Adams hat die von Gary zusammengestellten EFT-Klopfgrund- und Aufbaukursinhalte auf einer DVD lerngerecht dargeboten (DVD enthält auch das kostenlose Manual von Gary, s.h. S. 57).

---

[12] Ich erfuhr, dass seit paar Jahren bestimmte EFT-Klopfer den seit vielen Jahrzehnten im wissenschaftlichen Bereich anerkannten Begriff „PET" für das Klopfen in Kombination mit ProSt (= Provokativer Stil, s.h. Seite 60) verwenden. Zufall???

Entscheidende Erkenntnisse im Selbstheilungsbereich

Das Beachten einer bestimmten Klopf-TECHNIK oder eines bestimmten Meridian-Energie-Punktes ist nicht wesentlich für Deinen Heilungserfolg.

Du brauchst keine komplizierte Klopf-Langform-TECHNIK, um Deine alltäglich auftretenden stressbedingten emotionale Beschwerden und körperliche Schmerzen selbst zu lindern bzw. ganz loswerden zu können! Hilfesuchende teilten mir mit, dass sie sich mit der sehr einfachen 3-Minuten-EE-Klopfweise höchst wirksam behandeln können.

UNVOREINGENOMMENHEIT

SELBST-AKZEPTANZ

SELBST-LIEBE

HEILSAME INNERE und ÄUSSERE KOMMUNIKATION

sind wesentliche Schlüssel zur erfolgreichen HEILUNG.

SEI TAGTÄGLICH DANKBAR und Du bleibst in Deiner HEILENERGIE, in Deiner INTUITIONS- und INSPIRATIONSKRAFT. Danke Dir für Deine Selbstheilungskräfte, danke Deinen Eltern, Vorfahren und bedanke Dich für Gottes Schöpfung bei unserem höchsten Schöpfer.

Anhang

Unterstützungsmaterialien zur Selbstheilung und Heilung

Vielleicht willst Du die Klopf-Technik „EFT" in der „Original"-Version erlernen und keine EFT-Klopf-Kopien anderen gegenüber präsentieren. Dann wäre dies möglich mit der **DVD „EFT = Emotionale Freiheitstechniken. Grundkurs Level I. Aufbaukurs Level II. Klopf-Akupressur sicher präsentieren"** - basierend auf den von Gary Craig zusammengestellten Kursinhalten.

Dieser DVD-Kurs (stehende Slides mit ausführlichen Anleitungen incl. kostenloses Manual von Gary Craig) gibt es Dank Gary Craig und dank seiner Kollegin, Ann Adams, in Zusammenarbeit mit Hans-Ulrich Schachtner. Er übersetzte den englischen Text ins Deutsche.

Dieser Kurs ist geeignet für Klopf-Kursleiter, Klopf-Berater, Klopf-Coaches und evtl. auch für Therapeuten und Selbstanwender interessant sein, die engagierte Autodidakten sind, bereits einige Kenntnisse mit dem Klopfen haben und im Selbststudium diese vertiefen möchten. Diese DVD ist nur direkt erhältlich bei Hans-Ulrich Schachtner info@MagSt.info.

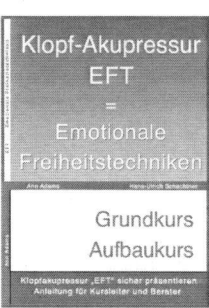

Willst Du wissen wie Du durch EE-Klopfen und ELI-Streicheln Deine Rückenschmerzen oder Kopfschmerzen bzw. Migräne lindern bzw. loslassen kannst? Dann könnten die Bücher **„Frei von Rückenschmerzen durch EE-Klopfen und ELI-Streicheln"** oder **„Frei von Kopfschmerzen durch EE-Klopfen und ELI-Streicheln"** von Elisabeth Eberhard was für Dich sein (Leseprobe in www.Amazon.de).

Hast Du bereits gemerkt, dass Klopfen nicht alles ist und das zur Heilung mehr gehört als nur, das Du Dich wohl fühlst? Weißt Du, dass die meisten emotionalen und körperlichen Beschwerden durch lieblose Kommunikation bedingt werden? Willst Du unser zwischenmenschliches Klima verbessern? Wenn ja, dann wäre vermutlich das Buch „**Frech, aber unwiderstehlich! Der Magische KommunikationsStil: Mehr Charme, Witz und Weisheit im Alltag, Beruf und in der Liebe**!" von Hans-Ulrich Schachtner eine Bereicherung für Dich.

Mit diesem MagSt-Buch (MagSt = Magischer UmgangsStil) kennst und verstehst Dich und andere besser. Du weißt auch wie Du Konflikte auf magische Weise zum Wohle aller lösen kannst. Dieses Lebensbegleit-Buch ist zum Selbststudium gedacht und enthält viele anregende und erkenntnisbringende Verhaltensabenteuer. Auf besonderem Wunsch gibt es dieses Buch ab Frühjahr 2012 auch unter dem Titel „**Das Geheimnis heilsamer Kommunikation**" oder „**Die Kraft bewusster Kommunikation**".

Auf Anfrage bekommst Du ca. 30 Seiten info@MagSt.info).
Rezensionen www.Amazon.de

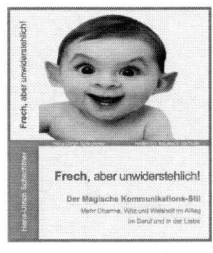

Broschierte Version

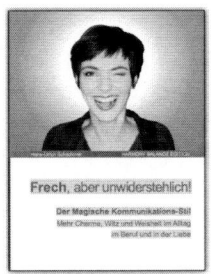

Hardcover-Version

Möchtest Du bewusster werden, erkennen mit welchen Manipulationstechniken Du aus Deiner Mitte gezogen wirst? Willst Du das Geheimnis der 6 Klingelknöpfe erfahren? Wenn ja, dann ist die HörbuchCD „ROTE KARTE. Du bist durchschaut" von Hans-Ulrich Schachtner höchstwahrscheinlich für Dich sinnvoll. Weitere Informationen finden Du in www.MagSt.info und einen Auszug aus der HörbuchCD „ROTE KARTE" von Hans-Ulrich Schachtner im You Tube.

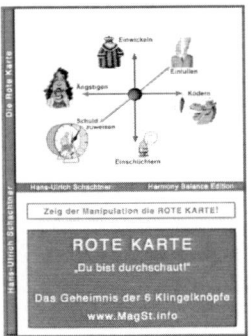

Bist Du Berater oder Therapeut oder Führungsperson? Willst Du gehört, geachtet und ernst genommen werden? Dann gäbe es für Dich den kleinen Ratgeber „Was gilt das Wort des Beraters? Glaubwürdigkeit. Am Steuer bleiben. Unvoraussagbarkeit" von Hans-Ulrich Schachtner (Leseprobe in www.Amazon.de).

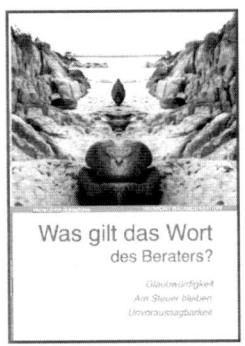

Hans-Ulrich Schachtner ist der Begründer der Kommunikations-Stile „ProSt" (= Provokativer Stil) und „MagSt" (= Magischer Stil). Er entdeckte 1980 den ehemaligen Sozialarbeiter, Frank Farrelly, der provokativer Therapie-Elemente in seine Gespräche integrierte und machte bereits Anfang der 80-er Jahre bekannt.

H.-U. Schachtner filmte ihn und erstellte die DVD „ProSt: Der Provokativer Stil demonstriert von Frank Farrelly und erklärt von Hans-Ulrich Schachtner".

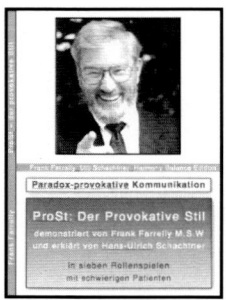

Nun gibt es ergänzend zum Buch „Das wäre doch gelacht! Humor und Herausforderung in der Therapie" (ProSt-Standardwerk) von Hans-Ulrich Schachtner (Mitautorin Noni Höfner) das ProSt-Lexikon „ProSt = Provokativer Stil. ProSt 1x1 von A wie Absichtliches Missverstehen bis Z wie Zweifel entkräften durch Verstärkung.

Dieses ProSt-Lexikon entstand dank der von H.-U. Schachtner entwickelten ProSt-Konzepte, die im Buch „Das wäre doch gelacht!" festgehalten sind und dank der von ihm weiterentwickelten ProSt-Konzepte. Das Besondere an diesem Lexikon ist, das das ProSt-Wissen kurz, übersichtlich und dadurch leichter lernbar zusammengestellt ist.

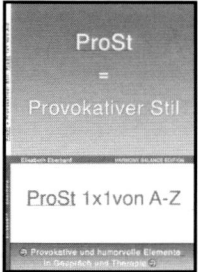

Psychotherapeuten, die sich das hilfreiche Wissen in hypnotischer Kommunikation nach Dr. Milton Erickson aneignen möchten, könnten dies beispielsweise mit dem Buch „**Hypnotische Kommunikation von Dr. Milton Erickson**" von **Dr. Milton Erickson** und **Jay Haley oder** mit dem **DVDPaket „Dr. Milton Erickson live**" tun.

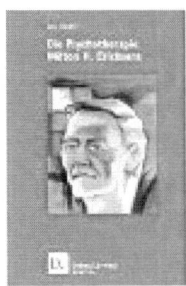

„Dr. Milton Erickson live" (DVD-Paket, 15 Stunden)

Wenn Du selbst HypnosetherapeutIn, PsychotherapeutIn, HeilpraktikerIn, TherapeutIn bzw. Coach oder Trainerin bist und Deine Hypnosekenntnisse im therapeutischen Bereich vertiefen möchtest, dann wäre dieses DVDPaket was für Dich.

Es gibt erstmalig - nach 34 Jahren!!! - die von Dipl.Psych. Hans-Ulrich Schachtner in 1977 aufgezeichneten Kursstunden mit Dr. Milton Erickson. Dieses DVDPaket ist nicht im Handel erhältlich. Im You Tube gibt es einen Auszug aus diesem Paket.

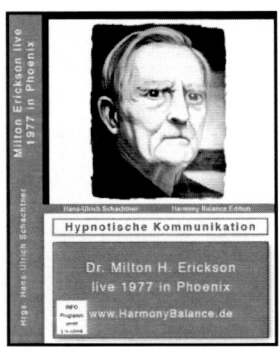

Ganzheitlich orientierte Ärzte, Psychotherapeuten u.a. können Dich inspirieren „Neue Wege zu Heilung und Gesundheit" zu gehen. Sie nahmen auf dem gleichnamigen Kongress als Referenten teil und waren bereit ihre wertvollen Vorträge auf DVD festhalten zu lassen (z.B. Dr. Puttich, Dr. Banis, Dr. Nawrocki oder H.-U. Schachtner u.a.). Weitere Informationen findest Du in www.HeilungundGesundheit.de.

An dieser Stelle möchten wir das Buch von Frau Dr. Ulrike Banis „Wie wirkt Psychosomatische Energetik?" und die Bücher von Herrn Dr. Raimer Banis wie z.B. „Psychosomatische Energetik", „Psychosomatische Energetik und „Durch Energieheilung zu neuem Leben. Atlas der Psychosomatischen Energetik Band 1" das Buch „Spirituelle Energiemedizin. Atlas der Psychosomatischen Energetik Band 2" empfehlen.

Zusätzliche Materialien für bessere Beziehungen

Mit der KabarettDVD „**Wenn Dich der Partner schafft, dann ist das Partnerschaft!**" kannst Du Deine Partnerschaft optimieren. Auf dieser DVD siehst Du wie herausfordernd Frau und Mann sein können. Die Anwendung des ProSt (= Provokativer Stil) mal ganz anders!

Dank Ermutigung durch den Freund, Bernhard Ludwig (Psychotherapeut und Kabarettist)[13] entstand dieses Kabarett. Danke auch an Herrn Hirschhausen [14], der mit seinen Auftritten H.-U. Schachtner und Elisabeth Eberhard sehr inspirierte. Die beiden führten von 2003-2009 das Kabarett-Theater-Spektakel in namhaften Veranstaltungshäusern erfolgreich auf. Dank eines Filmteams gibt es das Kabarett auf DVD. Weitere Informationen findest Du in www.Partneroptimieren.de. Eine Kostprobe gibt es im You Tube.

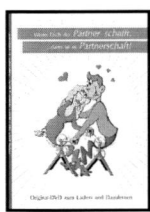

---

[13] Empfehlung: Bernhard Ludwig gibt es die Bücher „Anleitung zum lustvoll leben" und „Anleitung zur sexuellen Unzufriedenheit.Seminarkabarett-Comic".

[14] Empfehlung: AudioCD „Glücksbringer - medizinisches Kabarett von Dr. med. Eckart von Hirschhausen.

Das Buch „**30 Geheimnisse des begehrenswerten Mannes! Wie er Du für sich gewinnt, an sich gewöhnt und trotz allem geniesst**" von Schachtner Hans-Ulrich und Elisabeth Eberhard ist ratsam für Männer, die Frauen besser verstehen und mit ihnen besser zurecht kommen möchten.

Leseprobe www.HarmonyBalance.de

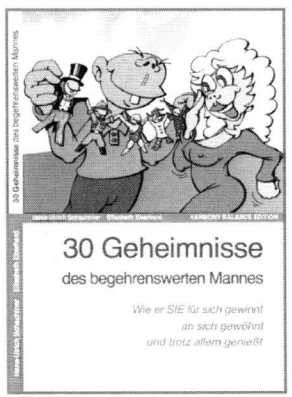

Das Buch „**30 Geheimnisse weiblicher Macht! Wie Du ihn herum bekommt, hoch bekommt und wieder klein bekommt**" von Schachtner Hans-Ulrich und Elisabeth Eberhard könnte für Dich eine Lektüre zum Schmunzeln sein.

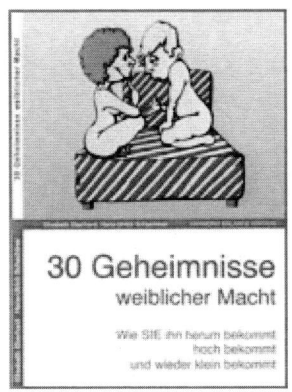

Geschenke für Dich

Von Elisabeth Eberhard bekommst Du auf Wunsch die „GRÜNE KARTE: Du bist Dein Selbstheiler und Wunscherfüller!". Auf der Homepage www.Elisabeth-Eberhard.de und im You Tube kannst Du diese Karte sehen.

Und von Hans-Ulrich Schachtner gibt es zur Erhöhung Deiner Bewusstheit die „ROTE KARTE: Das Geheimnis der 6 Klingelknöpfe. Du bist durchschaut!". Und wenn Du mehr zur „ROTEN KARTE" wissen möchtest, dann kannst Du z.B. in You Tube einen Auszug aus der HörbuchCD „ROTE KARTE" geniessen. Einen längeren Text zur „ROTEN KARTE" findest Du in www.MagSt.info.

Beide Erinnerungskarten erhältst Du, wenn Du einen frankierten Briefumschlag zusendest. Wir wünschen Dir ein selbstbestimmteres, glücklicheres und erfüllteres Leben zum Wohle aller.

„Behüt Dich Gott" (bayrisch: „Pfia God"),
so wie wir es in Bayern zu sagen pflegen.

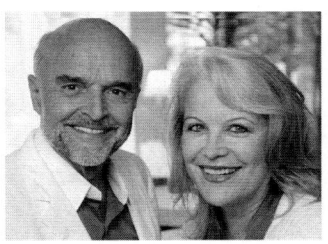

Elisabeth Eberhard
Hans-Ulrich Schachtner
Gutshof „FEHN"
Fehn am Bach
83734 Agatharied

www.Elisabeth-Eberhard.de
info@Elisabeth-Eberhard.de

GRÜNE KARTE: Rückseite

Das Geheimnis der Selbstheilung und Wunscherfüllung

o Beginne Deinen Tag mit einem bewußten Danke
o Wende die Heilweise ELI an und streichle Dich
o Atme dreimal tief ein und aus
o Begrüsse den Himmel und die Erde
o Schenke Anerkennung Deinen Mitmenschen
o Begrüsse Deine Mitmenschen mit „Grüß Gott"
o Lächle Deine Mitmenschen an
o Bedanke Dich tagsüber bei Deinen Mitmenschen
o Freu Dich über die Wunder des Tages
o Beende Deinen Tag mit ELI und bedanke Dich

ROTE KARTE: Rückseite

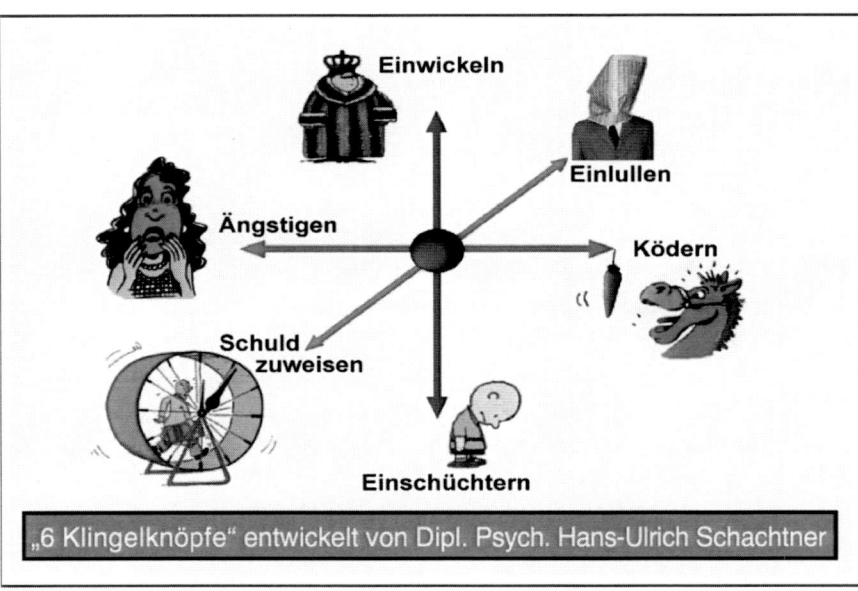

„6 Klingelknöpfe" entwickelt von Dipl. Psych. Hans-Ulrich Schachtner

Angaben zur Autorin: Elisabeth Eberhard (57 Jahre)

Elisabeth Eberhard beschäftigt sich seit ihrem 15. Lebensjahr mit alternativen Behandlungsmethoden und energetischen Selbsthilfeverfahren. Sie hat ihr Studium in Psychologie und Wirtschaftswissenschaften an der Universität München erfolgreich abgeschlossen. Danach folgte ein Aufbaustudium in Beratungspsychologie.

Über Jahrzehnte hinweg absolvierte sie zusätzlich mannigfaltige Aus- und Fortbildungen im energetischen Heilungs- und im Coachingbereich. Seit gut 40 Jahren experimentiert Elisabeth Eberhard im alternativen und energetischen Behandlungsbereich. Sie entwickelte und erprobte erfolgreich im internationalen Raum tausendfach ihre EE-Klopfweise und die spirituell orientierte Heilweise ELI.

Elisabeth und ihr Partner, H.-Ulrich Schachtner, sind Pioniere im Bekanntmachen neuer Therapie- und Heilungsverfahren im psychologischen und energetischen Bereich. Elisabeth versandte zum Jahrtausendbeginn sozusagen „ehrenamtlich" Mails (gut 9 Monate lang täglich ca. 5-8 Stunden) an Coaches, NLP-Institute und sehr viele NLP-Anwender/Trainer, REIKI-Anwender, Energetiker, Psychotherapeuten, Ärzte, Hypnosegesellschaften (M.E.G. im deutschsprachigem Raum), Ausbildungsinstitute im energetischen Bereich/Heilerbereich und viele andere Menschen, die in helfenden Berufen tätig sind.

Elisabeth und ihr Partner mit Gary Craig's Unterstützung machten es möglich, dass im deutschsprachigem Raum in den ersten Jahren dieses Jahrhunderts die ersten Klopfkurse (durchgeführt mit zwei ehemaligen EFT-Schülern aus Australien) für Teilnehmer aus ganz Europa in Deutschland stattfanden. Elisabeth und H.-Ulrich waren auch die Initiatoren dafür, dass die erste EFT-Fachtagung für EFT-Klopf-Kursleiter aus D/A/CH im Frühjahr 2004 in ihrem Heimatort, Schliersee, durchgeführt wurde. Daraus entstand unter anderem auch im Folgejahr der EFT-Dachverband und spätere weitere EFT-Fachtagungen und vieles andere im Klopfbereich.

Elisabeth verfasste ab 2002 über mehrere Jahre hinweg viele Artikel zur Klopfanwendung für verschiedene Printmedien. Sie erreichte dadurch viele weitere Tausende von Menschen im deutschsprachigem Raum. Sie informierte sie alle kostenlos über die Klopftechnik EFT in der Hoffnung, dass wir uns mehr zur Nächstenliebe hin entwickeln und uns verabschieden von unserem ungesunden Ego, das nach Geld, Gier und Macht ausgerichtet ist.

Zum Nach-Denken:

Zitate von Mahatma Gandhi (2.10.1869-30.1.1948)

„Gutes kann niemals aus Lüge und Gewalt entstehen".

„Reich wird man erst durch Dinge, die man nicht begehrt."

„Das Geheimnis eines glücklichen Lebens
liegt in der Entsagung."

„Die Welt hat genug für jedermanns Bedürfnisse,
aber nicht für jedermanns Gier."

„Die Nichtzusammenarbeit mit dem Schlechten gehört ebenso
zu unseren Pflichten wie die Zusammenarbeit mit dem Guten."

„Es gibt keinen Weg zum Frieden, denn Frieden ist der Weg."

„Ich glaube an die Gewaltlosigkeit als einziges Heilmittel."